"NAVIGUER LES TEMPETES :
GUIDE POUR LES PARENTS EN AFRIQUE FACE AUX CRISES DE L'ADOLESCENCE"

By Stell BALOSSA
Coach Formateur, écrivain

REMERCIEMENTS

Au terme de ce voyage à travers les pages de "Naviguer les Tempêtes : Guide pour les Parents en Afrique face aux Crises de l'Adolescence", il est impératif d'exprimer ma profonde gratitude envers ceux qui ont contribué à la réalisation de cet ouvrage.

Je tiens tout d'abord à remercier les parents, les enseignants et les adolescents qui ont partagé leurs expériences, défis et triomphes. Votre ouverture et votre générosité ont enrichi ce guide, lui donnant une profondeur et une authenticité qui, je l'espère, résonnera avec les lecteurs.

Un immense merci à ceux qui ont consacré leur temps et leur expertise à la relecture et à l'évaluation du contenu. à mon pasteur et Mentor Roland G ELENGA. Ainsi que mon épouse Bergère Assistante Sarah BALOSSA. Vos commentaires éclairés ont grandement contribué à affiner les conseils et à garantir la pertinence des informations partagées.

Je souhaite exprimer ma reconnaissance envers la riche culture congolaise, qui a inspiré chaque page de ce livre. Le Congo, avec sa diversité ethnique, son histoire et sa créativité, a été une source infinie d'inspiration pour comprendre les nuances de l'adolescence dans ce contexte unique de temps en brassage avec l'époque de nos parents.

À mes proches, qui ont été des piliers de soutien tout au long de ce processus, je vous adresse mes plus sincères remerciements. Votre encouragement inébranlable et votre compréhension ont été le moteur qui a propulsé ce projet vers son achèvement.

Enfin, merci aux lecteurs. C'est avec humilité que je partage ces pages, espérant qu'elles puissent apporter une lueur d'aide, de compréhension et d'espoir dans les foyers et les salles de classe. Votre engagement envers le bien-être des adolescents en Afrique, et particulièrement au Congo, est la force motrice derrière ces mots.

Puissent ces conseils contribuer à renforcer les liens familiaux, éducatifs et communautaires, et offrir un guide précieux pour naviguer les tempêtes de l'adolescence avec sagesse et amour.

Avec une profonde gratitude,

Stell BALOSSA
Écrivain, Coach Formateur

PREFACE

Bienvenu dans "Naviguer les Tempêtes : Guide pour les
Parents en Afrique face aux Crises de l'Adolescence" de
Stell BALOSSA, un voyage captivant au cœur des défis et
des triomphes qui jalonnent le chemin de l'adolescence.
Ce guide, imprégné de sagesse, de compassion et
d'expérience, se dévoile comme une boussole pour les
parents et les éducateurs qui naviguent les eaux
tumultueuses de cette période délicate.

Stell BALOSSA, Coach Formateur et Écrivain, nous offre
un précieux témoignage inspiré par la richesse culturelle
congolaise. À travers ces pages, le lecteur est invité à
plonger dans une exploration profonde des nuances de
l'adolescence, ancrée dans la diversité ethnique,
l'histoire complexe et la créativité débordante du Congo.

Ce guide ne se contente pas de fournir des conseils
pratiques, mais il ouvre une fenêtre sur les histoires
authentiques de parents, d'enseignants et d'adolescents
qui partagent leurs expériences avec une générosité
touchante. Les récits captivants et les conseils éclairés
offrent une perspective unique sur la manière dont les
familles africaines, et plus particulièrement congolaises,
abordent les défis de l'adolescence.

Les remerciements sincères de l'auteur révèlent la
collaboration précieuse de ceux qui ont contribué à la

création de cet ouvrage, notamment les lecteurs qui, avec leur engagement envers le bien-être des adolescents, sont la force motrice derrière ces mots.

Alors, plongez-vous dans ce guide avec humilité, car il est non seulement un manuel pratique mais aussi une célébration de la résilience, de la compréhension et de l'amour familial. Que ces pages vous apportent une lumière d'aide et d'espoir, que vous soyez parent, éducateur ou simplement un lecteur avide de découvrir les trésors de la vie adolescente en Afrique.

SOMMAIRE

1. Introduction : Les tempêtes de l'adolescence en Afrique
   - Présentation de l'importance de cette période de transition et des défis spécifiques auxquels les parents en Afrique peuvent être confrontés.

2. Comprendre les bouleversements de l'adolescence
   - Exploration des changements physiques, émotionnels et sociaux que les adolescents vivent pendant cette période, en mettant en évidence les aspects culturels africains.

3.communication : construire des ponts solides

   - Conseils pour améliorer la communication avec les adolescents, y compris l'écoute active, le respect mutuel et la gestion des conflits.

4. La culture et l'identité : Un équilibre délicat
   - Discussion sur la manière dont la culture africaine et les influences extérieures peuvent interagir pendant l'adolescence, et des stratégies pour aider les adolescents à naviguer entre les deux.

5. Les enjeux scolaires : Encourager la réussite éducative
   - Conseils pour soutenir les adolescents dans leur parcours scolaire, y compris la gestion du stress lié aux études et l'encouragement d'une éducation équilibrée.

6. Les amis et les pairs : Les influents incontournables
   - Exploration de l'impact des amitiés et des pairs sur les adolescents en Afrique, et des moyens d'encourager des relations saines et positives.

7. Les défis des nouvelles technologies
   - Conseils sur la gestion de l'utilisation des médias sociaux, de la cyberintimidation et de la sécurité en ligne, tout en encourageant une utilisation responsable des technologies.

8. Santé mentale et bien-être : Prendre soin de nos adolescents
   - Discussion sur la santé mentale des adolescents en Afrique, l'importance de la sensibilisation et des ressources disponibles pour soutenir leur bien-être.

9. Soutenir les adolescents en situation de crise
   - Des conseils spécifiques pour faire face aux situations de crise telles que la toxicomanie, la

dépression, la violence ou d'autres problèmes
rencontrés par les adolescents.

10. Prendre soin de soi en tant que parent
   - L'importance de l'autosoins pour les parents,
avec des conseils sur la gestion du stress, la
recherche de soutien et la préservation de
l'équilibre familial.

11. Conclusion : Naviguer ensemble vers un avenir
prometteur
   - Un message final d'espoir et d'encouragement,
soulignant que les parents en Afrique peuvent
surmonter les défis de l'adolescence et établir des
relations solides avec leurs adolescents.

AVANT-PROPOS

Mon livre met l'accent sur les défis spécifiques auxquels les parents en Afrique peuvent être confrontés lors de la gestion des crises de l'adolescence de leurs enfants. Il propose des conseils pratiques, des informations culturellement sensibles et des ressources pour les aider à surmonter ces défis et à renforcer les relations familiales.

CHAPITRE 1 :

INTRODUCTION

L'adolescence – une période de changement, de découverte et de transformation. C'est un moment où nos enfants se transforment sous nos yeux, passant de l'enfance à l'âge adulte. Pour les parents en Afrique, cette étape revêt une signification particulière. C'est une période où les tempêtes émotionnelles peuvent être intenses, où les eaux parfois tumultueuses de l'adolescence peuvent mettre à l'épreuve même les parents les plus engagés.

Lorsque nous voyons nos enfants entrer dans cette phase de transition, nous sommes témoins de l'épanouissement de leur identité, de leurs passions et de leurs rêves. Mais en même temps, nous sommes confrontés à de nouvelles dynamiques et complexités qui peuvent parfois sembler déconcertantes. La société évolue rapidement, les influences extérieures se multiplient, et nos adolescents sont exposés à un flot constant d'informations et d'idées. Nous nous trouvons à la croisée des chemins entre la tradition et le changement, entre les valeurs que nous avons héritées et les défis contemporains auxquels nos enfants font face.

Dans ce guide, nous explorerons ensemble les complexités de cette période cruciale de la vie de nos enfants. Nous plongerons dans les défis uniques auxquels les parents en Afrique font face alors qu'ils cherchent à guider leurs adolescents à travers ces années de transition. Des questions sur l'identité culturelle à la pression croissante de l'éducation, en passant par les défis économiques et les aspirations individuelles, nous aborderons chaque vague avec ouverture et compréhension.

Il est essentiel de reconnaître que chaque adolescent est unique, tout comme chaque expérience parentale. Cependant, en partageant des histoires, des conseils et des réflexions, nous pouvons tisser un réseau de soutien qui nous aide à naviguer au mieux dans ces eaux agitées. En tant que parents, nous sommes les capitaines de ce voyage, guidant nos adolescents vers des rives de maturité et de succès.

Alors, embarquons ensemble dans ce voyage. Apprenons, grandissons et trouvons des moyens de transformer ces tempêtes en opportunités de croissance. Car au-delà des défis, il y a de la beauté dans cette aventure. Chaque moment de conflit résolu, chaque sourire partagé et chaque étape franchie sont des témoignages de notre engagement en tant que parents.

Dans les chapitres à venir, nous explorerons des sujets variés tels que la communication ouverte, l'équilibre entre l'indépendance et la guidance parentale, la gestion des différences culturelles, et bien plus encore. Nous puiserons dans les expériences réelles de parents d'Afrique, car c'est dans ces récits que nous trouvons souvent les plus belles leçons.

En parcourant ces pages, nous nous rappellerons que nous ne sommes pas seuls dans cette aventure. De nombreux parents partagent les mêmes inquiétudes, espoirs et rêves pour leurs enfants. Ensemble, nous construirons une boussole pour nous orienter à travers les tempêtes, en gardant à l'esprit que même lors des moments les plus tumultueux, il y a un phare de patience et d'amour qui nous guide.

Ce guide n'est pas seulement destiné à aider nos adolescents à grandir, mais aussi à nous aider, en tant que parents, à grandir avec eux. Il nous rappelle que l'éducation est un voyage de deux sens, où les parents apprennent autant que les enfants. À travers ces pages, nous trouverons des conseils pratiques, des réflexions éclairantes et la certitude que, quoi qu'il arrive, nous avons la capacité de traverser ces eaux avec grâce et résilience.

Alors, préparons-nous à embarquer pour ce voyage enrichissant. En explorant ensemble les défis et les triomphes de l'adolescence en Afrique, nous tisserons une toile d'expériences partagées qui contribuera à guider nos familles vers des horizons plus lumineux et plus prometteurs.

CHAPITRE 2 : COMPRENDRE LES BOULEVERSEMENTS DE L'ADOLESCENCE

L'adolescence est une période de métamorphose, où nos enfants se transforment en individus uniques, dotés de leur propre vision du monde. Les changements qui se produisent pendant cette période touchent tous les aspects de la vie des adolescents : physique, émotionnel et social. En Afrique, ces changements prennent une signification particulière, car ils se mêlent aux riches tissus de nos cultures et traditions.

Je me fais le devoir de vous partager cinq réalités que vivent les parents en Afrique, tout en mettant en évidence que l'éducation en Afrique peut parfois être meilleure qu'en Europe ou ailleurs en raison de la préservation des mœurs :

1. Les parents en Afrique font souvent face à la réalité de la transition culturelle que vivent leurs adolescents. Les jeunes africains naviguent entre les valeurs traditionnelles ancrées dans la société et les influences culturelles extérieures, en particulier celles provenant des médias et de la mondialisation.

2. En Afrique, la famille joue un rôle central dans la vie des adolescents. Les parents assument la responsabilité de transmettre les valeurs familiales, culturelles et

morales à leurs enfants, et ce rôle est souvent renforcé par des liens familiaux étroits.

3. Contrairement à certains systèmes éducatifs occidentaux, l'éducation en Afrique est parfois plus axée sur la communauté. Les parents participent activement à l'éducation de leurs enfants, et la transmission des connaissances se fait souvent à travers des canaux traditionnels, renforçant ainsi les liens intergénérationnels.

4. Les parents en Afrique font face à des pressions socio-économiques, notamment en ce qui concerne l'accès à l'éducation de qualité. Cependant, la valeur accordée à l'éducation peut souvent être un moteur puissant, poussant les parents à investir énormément dans l'éducation de leurs enfants malgré les défis économiques.

5. Les parents africains sont souvent confrontés à la nécessité de préserver les mœurs et les valeurs traditionnelles tout en facilitant l'adaptation de leurs adolescents à un monde en évolution rapide. Cette dualité crée parfois des tensions, mais elle peut également être perçue comme un atout, permettant aux adolescents d'avoir une base solide tout en développant des compétences pour naviguer dans la modernité.

Il est essentiel de souligner que chaque expérience familiale est unique, et ces réalités peuvent varier en fonction des contextes culturels spécifiques à chaque région en Afrique. De plus, la comparaison entre l'éducation en Afrique et en Europe doit être nuancée, car chaque système éducatif a ses propres forces et faiblesses.

Consolider et améliorer l'éducation des parents au Congo-Brazzaville, et plus largement en Afrique

Peut contribuer de manière significative au bien-être et au développement des adolescents. Voici quelques conseils :

Programmes d'éducation parentale :
Il serait important de Mettre en place des programmes d'éducation parentale qui abordent spécifiquement les défis liés à l'adolescence, en intégrant des aspects culturels africains. Ces programmes pourraient inclure des ateliers, des conférences et des ressources en ligne pour fournir aux parents des informations pratiques et des conseils sur la manière de comprendre et de soutenir leurs adolescents.

Promotion des valeurs familiales :
La possibilité d' Encourager la promotion et la préservation des valeurs familiales traditionnelles. Cela va inclure l'organisation des événements communautaires qui célèbrent la richesse de la culture locale et mettent en avant les valeurs qui renforcent la

famille. Cela peut aider à créer un environnement propice au développement sain des adolescents.

Renforcement des compétences parentales :
Offrir des formations aux parents pour renforcer leurs compétences en matière d'éducation. Cela peut inclure des sessions sur la communication efficace, la résolution des conflits, et la compréhension des besoins spécifiques des adolescents. Des programmes de mentorat entre parents expérimentés et nouveaux parents pourraient également être bénéfiques.

Accès à l'information sur l'éducation :
Nous avons le devoir de nous assurer que les parents ont un accès adéquat à l'information sur l'éducation de leurs enfants. Cela inclue des informations sur les programmes scolaires, les ressources éducatives disponibles, et les opportunités d'éducation continue pour les parents.

Partenariats avec les écoles :
peuvent favoriser la collaboration entre les écoles et les parents. Organisez des réunions régulières entre les enseignants et les parents pour discuter du progrès académique des élèves, des défis potentiels, et des stratégies pour soutenir l'apprentissage à la maison par exemple.

Encouragement à la lecture et à l'apprentissage à la maison :

Emmene les parents à l'importance de la lecture et de
l'apprentissage à la maison. Si les gouvernements ou les
associations, les ONG, peuvent fournir des ressources
qui encouragent les activités éducatives en famille, ce
qui peut renforcer les liens familiaux tout en stimulant le
développement académique des adolescents.

Soutien aux parents dans les zones défavorisées :
Je propose qu'il soit mis en place des initiatives
spécifiques pour soutenir les parents dans les zones
défavorisées. Cela pourrait résulter des programmes de
mentorat, des subventions pour l'éducation, et des
ressources spécifiques pour surmonter les obstacles
économiques.

Promotion de la santé mentale :
Nous avons compris que sensibiliser les parents à
l'importance de la santé mentale des adolescents et
fournir des ressources pour le soutien psychologique en
cas de besoin. L'éducation parentale doit également
comprendre des conseils sur la reconnaissance des
signes de détresse chez les adolescents.

En consolidant l'éducation des parents, on crée un
environnement plus favorable à l'épanouissement des
adolescents, favorisant ainsi leur réussite académique,
émotionnelle et sociale.

Le Corps en Transformation

Les adolescents africains, comme leurs pairs du monde entier, font l'expérience de changements physiques profonds. Les voix deviennent plus graves, les corps se développent et la puberté marque le début d'un voyage vers l'âge adulte. Mais ces transformations sont teintées de la beauté de nos diversités culturelles. Nos rituels d'initiation, nos coutumes alimentaires et nos croyances sur la santé corporelle façonnent l'expérience de la puberté. Comprendre ces traditions peut nous aider à guider nos adolescents avec sensibilité et respect.

Il est important d'explorer en détail les habitudes de passage spécifiques à différentes cultures africaines. Ces usages, souvent liés à la puberté, peuvent avoir une influence significative sur la perception que les adolescents ont de leur propre transformation physique. Par exemple, discutez de l'importance culturelle de certaines façons de faire les choses et de la manière dont elles marquent le passage à l'âge adulte.

En tant que parent nous serons emmenés d'investiguer les habitudes alimentaires pendant la période de la puberté. Certains aliments peuvent être considérés comme particulièrement bénéfiques pour la croissance et le développement physique. Mais le contraire aussi, je donne un exemple, un Ado qui consomme l'alcool sans mesure se poussera à la faute par son manque d'expérience et son incapacité à se contenir dans cet état. Mais aussi du point de vue de l'impact de la consommation d'alcool et tabac ou autres subsistances toxiques cela entraine des effets sur le comportement des enfants ado. C'est donc important et crucial d'Expliquer comment ces habitudes alimentaires contribuent à la compréhension de la santé corporelle et à la promotion d'une alimentation équilibrée.

Croyances sur la santé corporelle :
Plusieurs études montrent les croyances culturelles entourant la santé corporelle et comment elles influent sur les comportements des adolescents. Cela peut comprendre des pratiques classiques de soins du corps, l'utilisation de certains produits, ou encore mieux la relation entre le bien-être physique et le bien-être spirituel.

Rôle des aînés et des mentors :
Il serait nécessaire de mettre en lumière le rôle des aînés et des mentors dans la guidance des adolescents à travers ces transformations physiques. Comment les connaissances transmises par les générations précédentes contribuent-elles à la compréhension et à l'acceptation des changements corporels ?
Aussi vrai qu'il avoir les challenges.

Challenges contemporains :
les défis contemporains auxquels sont confrontés les
adolescents en Afrique et particulièrement au Congo en
matière de santé et de bien-être. Inclues des discussions
sur l'accès aux soins de santé, les pressions sociales liées
à l'apparence physique, et la manière dont la
globalisation peut influencer les perceptions corporelles
etc...

Le point le plus culminant dans tout ceci est aussi
l'éducation sexuelle :
des discussions sur l'éducation sexuelle adaptée au
contexte culturel africain devra être un élément
important. Comment les parents et les éducateurs
peuvent-ils aborder ces sujets de manière sensible tout
en respectant les normes culturelles ?
cela passe par l'évolution de certaines normes.

 Explorez comment les normes par exemple de beauté
évoluent dans le contexte africain, en tenant compte de
l'impact des médias et des influences extérieures.
Comment ces normes influent-elles sur la perception de
soi des adolescents, et comment les parents peuvent-ils
contribuer à une image corporelle positive ?

Mon livre offre aux parents mais aussi aux adolescents
eux-mêmes lisant ceci. Une perspective complète sur la
manière dont les adolescents africains vivent leurs
transformations physiques, tout en mettant en avant la

richesse culturelle et les traditions qui façonnent cette expérience.

L'Éveil Émotionnel

Les tempêtes émotionnelles qui accompagnent l'adolescence peuvent être aussi tumultueuses que les vagues de l'océan. Les adolescents découvrent et explorent leurs émotions d'une manière nouvelle et intense. En Afrique, où les liens familiaux sont profondément ancrés, ces émotions peuvent influencer non seulement le bien-être de l'adolescent, mais aussi l'équilibre de toute la famille. En abordant ces changements avec ouverture, nous pouvons créer un espace où nos adolescents se sentent en sécurité pour exprimer leurs sentiments.

Dans "L'Éveil Émotionnel", nous plongeons dans les eaux agitées des émotions adolescentes en Afrique. Imaginez ces émotions comme des vagues puissantes de l'océan, parfois calmes, parfois tumultueuses. Les adolescents découvrent un nouvel univers émotionnel, vibrant et intense.

En Afrique, où les liens familiaux sont solides, ces émotions ne touchent pas seulement l'adolescent, mais résonnent dans toute la famille. C'est comme si chaque vague émotionnelle pouvait influencer l'équilibre de la vie familiale.

Il est crucial d'aborder ces changements avec ouverture. En permettant aux adolescents d'exprimer librement leurs sentiments, nous créons un espace sûr. Imaginez-le comme un port tranquille au milieu de la tempête. Cet espace offre aux adolescents la sécurité nécessaire pour partager leurs émotions sans crainte de jugement.

Ensemble, parents et adolescents peuvent naviguer ces vagues émotionnelles. La clé est la communication. En écoutant activement, en montrant de l'empathie et en encourageant l'expression émotionnelle, nous construisons des ponts au-dessus de ces eaux tumultueuses.

Les traditions familiales africaines deviennent des ancres, offrant stabilité et soutien. Les conseils des aînés, transmis avec sagesse, guident les adolescents à travers ces tempêtes émotionnelles, renforçant ainsi les liens familiaux profonds.

Alors, dans "L'Éveil Émotionnel", nous explorons comment, en embrassant ces émotions avec compréhension et compassion, nous pouvons transformer ces tempêtes en occasions d'apprentissage et de croissance pour toute la famille.

Mais aussi, dans cette exploration des émotions tumultueuses de l'adolescence en Afrique, il est essentiel de reconnaître que ces tempêtes émotionnelles ne sont pas simplement des défis, mais aussi des opportunités de renforcement des liens familiaux.

En encourageant un dialogue ouvert, non seulement les parents offrent un espace sécurisé aux adolescents pour exprimer leurs sentiments, mais ils créent également une connexion plus profonde. Les discussions sur les émotions deviennent des passerelles vers une compréhension mutuelle.

La richesse culturelle africaine peut jouer un rôle crucial ici. Les traditions qui valorisent l'importance des liens familiaux peuvent être mises en avant pour renforcer le soutien émotionnel au sein de la famille. Les histoires partagées, les rites familiaux et les célébrations peuvent être des moyens puissants de tisser des liens émotionnels durables.

En embrassant ces émotions, la famille africaine ne fait pas simplement face aux tempêtes, elle les utilise comme des enseignements précieux. Les adolescents apprennent à naviguer dans leurs propres eaux émotionnelles, tout en comprenant l'importance des liens familiaux dans cette traversée.

Ainsi, "L'Éveil Émotionnel" devient une exploration non seulement des défis, mais aussi des triomphes émotionnels de l'adolescence africaine, où chaque vague émotionnelle offre une occasion de renforcer l'amour, la compréhension et la résilience au sein de la famille.

Dans notre temps et dans un contexte parfois difficile, les parents peuvent retenir plusieurs points essentiels concernant l'éveil émotionnel de leurs adolescents en Afrique :

1. La Communication est Clé : En dépit des défis, maintenir des canaux de communication ouverts avec les adolescents est crucial. Les parents peuvent retenir l'importance d'écouter activement, de poser des questions et de montrer de l'empathie. La communication ouverte crée un espace où les adolescents se sentent en sécurité pour partager leurs émotions.

2. Adapter les Traditions Familiales : Les parents peuvent retenir la valeur d'adapter les traditions familiales pour répondre aux besoins émotionnels changeants des adolescents. Les rites familiaux peuvent être ajustés pour inclure des discussions sur les émotions, offrant ainsi un équilibre entre la stabilité traditionnelle et la sensibilité aux besoins émotionnels actuels.

3. Cultiver la Compréhension Culturelle : Comprendre les nuances culturelles autour des émotions est essentiel. Les parents peuvent retenir la nécessité d'explorer comment la culture influence la perception et l'expression des émotions, tout en encourageant leurs enfants à comprendre et à respecter ces nuances.

4. Renforcer les Liens Familiaux : Dans des périodes difficiles, les parents peuvent retenir l'importance de renforcer les liens familiaux. Les moments partagés, qu'ils soient simples comme les repas en famille ou significatifs comme les célébrations traditionnelles, contribuent à créer des souvenirs et renforcent les relations familiales.

5. Encourager la Résilience Émotionnelle : Les parents peuvent retenir l'importance d'encourager la résilience émotionnelle chez leurs adolescents. Cela implique d'aider les jeunes à comprendre que les émotions font partie intégrante de la vie, et que surmonter les défis émotionnels renforce la résilience nécessaire pour affronter l'avenir.

6. Rechercher un Soutien Communautaire : Face à des contextes difficiles, les parents peuvent retenir l'importance de rechercher un soutien communautaire. Cela peut prendre la forme de groupes de parents, d'organisations locales ou d'écoles impliquées dans le bien-être émotionnel des adolescents.

7. Pratiquer l'Auto-Compassion : Les parents peuvent retenir que prendre soin de leur propre bien-être émotionnel est tout aussi crucial. Pratiquer l'auto-compassion leur permet d'être des modèles positifs pour leurs adolescents et de mieux soutenir la famille dans son ensemble.

En résumé, dans un contexte difficile, les parents peuvent retenir la nécessité d'une communication ouverte, de l'adaptabilité culturelle, du renforcement des liens familiaux, de l'encouragement de la résilience émotionnelle et de la recherche de soutien communautaire pour guider leurs adolescents à travers l'éveil émotionnel.

Redéfinir les Relations Sociales

Les amitiés et les relations jouent un rôle central dans la vie de nos adolescents. Les interactions sociales évoluent à mesure qu'ils découvrent leur place dans la société. En Afrique, où la notion de communauté est souvent prédominante, nos adolescents naviguent entre les attentes familiales et les influences extérieures. En comprenant comment les valeurs de respect et de responsabilité s'entremêlent avec les désirs d'indépendance, nous pouvons aider nos adolescents à tisser des liens sains et à développer leur propre identité.
Dans le contexte africain, redéfinir les relations sociales pour nos adolescents est comme dessiner une nouvelle carte pour naviguer dans la vie sociale. Les amitiés et les relations occupent une place importante dans leur monde en évolution.

Ici, en Afrique, où la communauté est un pilier, nos adolescents jonglent entre ce que la famille attend d'eux et les influences extérieures. C'est un équilibre délicat entre respect des valeurs familiales et la quête d'indépendance.

Comprendre comment le respect et la responsabilité se mêlent aux aspirations d'indépendance est crucial. Cela nous aide à guider nos adolescents dans la création de liens sains tout en développant leur propre identité. En résumé, redéfinir les relations sociales consiste à harmoniser tradition et modernité pour soutenir nos adolescents dans leur parcours social.

Mais aussi, dans cette redéfinition des relations sociales en Afrique, les parents peuvent retenir quelques points clés pour soutenir leurs adolescents de manière simple :

1. Encourager le Dialogue : Favoriser un dialogue ouvert avec les adolescents est essentiel. Les parents peuvent retenir l'importance d'écouter activement, de poser des questions et de créer un espace où les adolescents se sentent à l'aise de partager leurs expériences sociales.

2. Soutenir l'Équilibre : Les parents peuvent retenir le besoin d'aider leurs adolescents à trouver un équilibre entre les attentes familiales et les influences extérieures. Cela implique de reconnaître l'importance de la communauté tout en permettant aux adolescents d'explorer leur propre identité.

3. Enseigner le Respect et la Responsabilité : Les valeurs de respect et de responsabilité sont des piliers

importants. Les parents peuvent retenir l'importance
d'enseigner à leurs adolescents comment ces valeurs
s'appliquent dans leurs relations sociales, contribuant
ainsi à des liens sains et durables.

4. Célébrer la Diversité : Les parents peuvent encourager
leurs adolescents à embrasser la diversité dans leurs
relations sociales. Cela peut inclure la compréhension et
le respect des différences culturelles, favorisant ainsi
une perspective ouverte et inclusive.

5. Soutenir l'Indépendance : Les parents peuvent retenir
qu'encourager l'indépendance ne signifie pas couper les
liens familiaux, mais plutôt permettre aux adolescents
de développer leur propre identité tout en restant
connectés à leurs racines familiales.

6. Favoriser des Relations Saines : Les parents peuvent
souligner l'importance de favoriser des relations saines
et positives. Cela implique d'aider les adolescents à
reconnaître les signes de relations toxiques et à choisir
des amis qui les soutiennent dans leur croissance
personnelle.

7. Être un Modèle Positif : Enfin, les parents peuvent
retenir qu'ils sont des modèles importants. En
démontrant eux-mêmes des relations respectueuses, en
montrant l'importance de la communication et en
célébrant les réussites de leurs amis, ils influencent

positivement le comportement social de leurs adolescents.

En somme, redéfinir les relations sociales en Afrique pour nos adolescents nécessite un équilibre entre tradition et modernité, avec un accent sur le respect, la responsabilité, la diversité et des liens familiaux forts.

Redéfinir les relations sociales, en particulier pour les adolescents en Afrique, est crucial pour plusieurs raisons significatives :

1. Évolution des Dynamiques Sociales : Les dynamiques sociales évoluent constamment, et redéfinir les relations sociales permet aux adolescents de s'adapter à ces changements. Cela les prépare à interagir efficacement dans un monde en constante transformation.

2. Construction de l'Identité Personnelle : La période de l'adolescence est cruciale pour la construction de l'identité personnelle. En redéfinissant les relations sociales, les adolescents peuvent explorer différents aspects d'eux-mêmes, développer leur propre identité, et comprendre leur place au sein de la société.

3. Adaptation Culturelle : La redéfinition des relations sociales tient compte de l'importance de l'adaptation culturelle. Les adolescents peuvent ainsi naviguer entre les valeurs familiales ancrées dans la tradition africaine

et les influences extérieures, créant un équilibre harmonieux entre les deux.

4. Bien-Être Émotionnel : Des relations sociales saines contribuent au bien-être émotionnel des adolescents. En comprenant et en gérant leurs émotions dans le contexte de leurs relations, les jeunes développent des compétences émotionnelles essentielles pour leur santé mentale.

5. Soutien Communautaire : Redéfinir les relations sociales renforce le soutien communautaire. Les adolescents qui entretiennent des liens positifs avec leur communauté bénéficient d'un réseau de soutien étendu, ce qui peut être crucial face aux défis de l'adolescence.

6. Préparation aux Responsabilités Futures : En apprenant à établir des relations saines, les adolescents acquièrent des compétences sociales qui les préparent aux responsabilités futures, que ce soit dans leur vie personnelle, académique ou professionnelle.

7. Promotion de la Diversité et de l'Inclusion : Redéfinir les relations sociales permet de promouvoir la diversité et l'inclusion. Cela encourage les adolescents à respecter les différences culturelles, renforçant ainsi la cohésion sociale au sein de la communauté.

8. Renforcement des Liens Familiaux : En redéfinissant les relations sociales, on peut renforcer les liens

familiaux. Les adolescents apprennent à concilier leurs relations sociales extérieures avec les attentes familiales, favorisant ainsi l'harmonie au sein de la cellule familiale.

En définitif, redéfinir les relations sociales offre aux adolescents les outils nécessaires pour prospérer dans un monde en évolution, tout en préservant leur identité culturelle et en favorisant des relations émotionnellement saines. C'est un investissement essentiel dans leur bien-être et leur réussite à long terme.

L'Impact des Cultures et des Traditions

Les bouleversements de l'adolescence se déroulent sur le fond complexe de nos cultures et traditions. Les rôles de genre, les attentes familiales et les normes sociales sont tissés dans le tissu de l'expérience adolescente en Afrique. En explorant ces aspects, nous pouvons naviguer avec nos adolescents à travers les défis uniques qu'ils rencontrent tout en préservant le respect de nos racines.

L'impact des cultures et des traditions sur l'adolescence en Afrique est comme un fil tissé tout au long de cette période de changements. C'est un fond complexe qui influence profondément l'expérience des adolescents et a des répercussions importantes sur leur développement. Explorons quelques aspects simples qui peuvent édifier les parents en Afrique :

1. Rôles de Genre : Les cultures et traditions en Afrique
définissent souvent des rôles spécifiques pour les
garçons et les filles. Les parents peuvent comprendre
que ces rôles ne sont pas rigides, mais évoluent, et
encourager leurs adolescents à explorer leurs intérêts et
talents indépendamment des attentes de genre
traditionnelles. Cela permet aux adolescents de se
développer en harmonie avec leur identité individuelle.

2. Attentes Familiales : Les attentes familiales sont
souvent ancrées dans les valeurs culturelles. Les parents
peuvent enseigner à leurs adolescents les valeurs
familiales tout en encourageant une communication
ouverte. En comprenant les aspirations individuelles de
leurs enfants, les parents peuvent aider à équilibrer les
attentes familiales avec le besoin d'autonomie des
adolescents.

3. Normes Sociales : Les normes sociales, parfois strictes,
peuvent façonner le comportement des adolescents. Les
parents peuvent guider leurs enfants en expliquant les
normes tout en encourageant une réflexion critique.
Cela aide les adolescents à comprendre les valeurs
derrière ces normes et à prendre des décisions éclairées.

4. Transmission des Traditions : La transmission des
traditions est une opportunité d'enrichir l'identité
culturelle des adolescents. Les parents peuvent partager
des histoires familiales, participer à des événements

culturels et célébrer les rituels traditionnels. Cela renforce le lien entre les générations tout en transmettant des enseignements culturels importants.

5. Flexibilité Culturelle : La flexibilité culturelle est cruciale. Les parents peuvent expliquer que la culture évolue et que certaines pratiques peuvent être adaptées pour s'aligner avec les valeurs fondamentales tout en tenant compte des réalités modernes. Cela encourage une approche plus ouverte et adaptable de la culture.

6. Encourager la Confiance en Soi : Les parents peuvent encourager la confiance en soi chez leurs adolescents en soulignant les forces tirées de la culture et des traditions. Cela renforce le sentiment d'appartenance et d'estime de soi des adolescents, les aidant ainsi à naviguer avec assurance dans leur parcours.

7. Dialoguer sur les Défis Culturels : Les adolescents peuvent rencontrer des défis liés aux différences culturelles, surtout dans un monde de plus en plus connecté. Les parents peuvent créer un espace de dialogue où les adolescents se sentent à l'aise de discuter des tensions culturelles, les aidant ainsi à trouver un équilibre entre leur identité culturelle et leur engagement dans le monde moderne.

La particularité congolaise dans le contexte des cultures et des traditions offre un cadre unique qui mérite une attention spéciale. Je vous partage quelques points pour édifier les parents en République du Congo :

1. Diversité Ethnique : La République du Congo est caractérisée par une grande diversité ethnique, avec plusieurs groupes culturels distincts. Les parents peuvent encourager leurs adolescents à explorer et à apprécier cette diversité, renforçant ainsi le respect interculturel et la compréhension mutuelle.

2. Influence de la Musique et de la Danse : La musique et la danse jouent un rôle central dans la culture congolaise. Les parents peuvent encourager la participation de leurs adolescents à ces expressions artistiques, renforçant ainsi le lien avec leur patrimoine culturel tout en favorisant l'expression individuelle.

3. Importance des Rites de Passage : Les rites de passage, tels que les cérémonies d'initiation, ont une signification profonde dans de nombreuses cultures congolaises. Les parents peuvent expliquer ces rituels à leurs adolescents, soulignant l'importance de ces moments dans la transition vers l'âge adulte.

4. La Famille comme Pilier : En République du Congo, la famille est souvent considérée comme le pilier de la société. Les parents peuvent mettre en avant cette valeur en encourageant des liens familiaux forts et en montrant l'importance du soutien familial pendant les moments de changement.

5. Langues et Héritage Linguistique : La République du Congo est multilingue, avec différentes langues parlées. Les parents peuvent encourager la préservation des langues autochtones, renforçant ainsi le lien avec l'héritage linguistique et culturel.

6. Adaptation aux Changements : Comprendre la particularité congolaise implique également reconnaître les changements sociaux et économiques. Les parents peuvent guider leurs adolescents dans l'adaptation aux nouvelles réalités tout en maintenant un équilibre avec les valeurs traditionnelles.

7. Promotion de l'Éducation : En mettant en avant l'importance de l'éducation, les parents congolais peuvent encourager leurs adolescents à tirer parti des opportunités éducatives tout en intégrant les valeurs culturelles dans leur parcours académique.

8. Dialoguer sur la Citoyenneté : Encourager le dialogue sur la citoyenneté congolaise permet aux adolescents de développer un sentiment d'appartenance à leur pays. Les parents peuvent discuter des valeurs nationales, de l'histoire du pays et des responsabilités en tant que citoyens.

En résumé, comprendre l'impact des cultures et des traditions permet aux parents d'éduquer, de guider et de soutenir leurs adolescents de manière à la fois respectueuse de la tradition et adaptée aux défis contemporains. Cela construit des bases solides pour l'épanouissement des adolescents en Afrique.

Naviguer à travers les Défis Culturels

Les bouleversements de l'adolescence s'entrelacent souvent avec les défis culturels et les pressions sociales spécifiques à l'Afrique. L'équilibre entre la modernité et les valeurs traditionnelles peut parfois sembler difficile à maintenir. Les adolescents naviguent entre les aspirations individuelles et les attentes de la société, souvent façonnées par des normes culturelles profondément enracinées. En explorant ces défis, nous pouvons développer une perspective éclairée sur les dilemmes que nos adolescents affrontent, tout en préservant la richesse de nos identités culturelles.

Naviguer à travers les défis culturels de l'adolescence en Afrique est un voyage complexe, mais crucial. Nos adolescents se retrouvent souvent au croisement entre la modernité et les traditions, et équilibrer ces deux aspects peut être délicat. Voici quelques éléments simples pour développer cette idée :

1. Aspirations Individuelles vs Attentes Sociales : Les adolescents aspirent à définir leur identité et poursuivre leurs rêves. Cependant, les attentes de la société, souvent influencées par des normes culturelles, peuvent

créer des tensions. Les parents peuvent encourager leurs adolescents à explorer leurs passions tout en respectant les valeurs fondamentales.

2. Pressions de la Conformité : Les normes culturelles peuvent parfois exercer des pressions importantes pour se conformer aux attentes de la communauté. Les adolescents peuvent se sentir déchirés entre l'expression de leur individualité et la nécessité de respecter les traditions. Les parents peuvent soutenir leurs enfants en encourageant une compréhension nuancée de la conformité culturelle.

3. Dialogue Inter-Générationnel : Les différences entre les générations dans la compréhension des défis culturels peuvent créer des malentendus. Encourager un dialogue ouvert entre parents et adolescents permet de mieux comprendre les perspectives de chacun et de trouver des compromis qui préservent les valeurs familiales tout en permettant aux adolescents de s'épanouir.

4. Influence des Médias et de la Mondialisation : Les médias et la mondialisation introduisent de nouvelles idées et modes de vie. Les adolescents peuvent être influencés par des normes culturelles extérieures. Les parents peuvent guider leurs enfants dans une compréhension critique de ces influences, les aidant à intégrer ce qui est positif tout en préservant leur identité culturelle.

5. Éducation sur les Racines Culturelles : Une éducation sur les racines culturelles permet aux adolescents de comprendre la richesse de leur héritage. Les parents peuvent partager des histoires familiales, participer à des événements culturels et encourager la participation dans des activités qui renforcent la connexion avec la culture.

6. Équilibre entre Tradition et Modernité : Trouver un équilibre entre la tradition et la modernité est essentiel. Les parents peuvent aider leurs adolescents à voir la compatibilité entre les valeurs traditionnelles qui ont une pertinence continue et les opportunités positives offertes par le monde moderne.

7. Acceptation de la Diversité : Les adolescents peuvent être confrontés à la diversité culturelle au sein de leur propre société. Les parents peuvent promouvoir une acceptation positive de cette diversité, montrant que la richesse de la culture réside dans sa variété.

8. Renforcement de la Confiance en Soi : Face aux défis culturels, renforcer la confiance en soi est crucial. Les parents peuvent encourager leurs adolescents à développer une confiance basée sur la compréhension de leur identité culturelle, les préparant ainsi à faire face aux défis avec résilience.

En explorant ces défis, vous en tant que parents vous pourriez contribuer à fournir des outils à leurs adolescents pour naviguer avec succès à travers les tensions culturelles, préservant ainsi la richesse de leur identité tout en s'épanouissant dans un monde en constante évolution.

Le Rôle Crucial de l'Éducation

Pendant l'adolescence, l'éducation prend une importance renouvelée. Les aspirations académiques et professionnelles prennent forme, influencées à la fois par les rêves individuels et les attentes familiales. En Afrique, l'éducation est souvent considérée comme un moyen d'ascension sociale et de contribution à la communauté. Comprendre cette dynamique nous permettra d'accompagner nos adolescents dans leurs choix éducatifs avec sensibilité et vision à long terme.

Pendant l'adolescence, l'éducation devient une boussole cruciale guidant les adolescents vers leur futur. C'est une période où les rêves académiques et professionnels prennent forme, façonnés par des aspirations individuelles et les attentes familiales.

En Afrique, l'éducation revêt une importance particulière, étant souvent perçue comme une voie vers l'ascension sociale et la contribution à la communauté. Comprendre cette dynamique nous offre l'opportunité d'accompagner nos adolescents dans leurs choix éducatifs avec sensibilité et une vision à long terme.

L'éducation est souvent vue comme un moyen puissant d'ascension sociale en Afrique. Les parents peuvent encourager leurs adolescents à poursuivre l'éducation comme une clé pour déverrouiller des opportunités et améliorer leur qualité de vie future.

Comprendre que l'éducation est un investissement à long terme aide les parents à guider leurs adolescents dans la planification de leur parcours éducatif. Cela implique de penser au-delà des défis immédiats et de visualiser les avantages futurs que l'éducation peut apporter.

Les adolescents peuvent ressentir la pression entre leurs aspirations individuelles et les attentes familiales en matière d'éducation. Les parents peuvent jouer un rôle crucial en encourageant un équilibre sain, où les choix éducatifs reflètent à la fois les passions individuelles et les valeurs familiales.

En Afrique, l'éducation est souvent liée à la possibilité de contribuer positivement à la communauté. Les parents peuvent aider leurs adolescents à comprendre comment leurs compétences acquises grâce à l'éducation peuvent être mises au service de la société.

Les parents peuvent encourager la curiosité intellectuelle de leurs adolescents, stimulant ainsi un amour de l'apprentissage. Cela peut être fait en exposant les adolescents à divers domaines académiques et en soutenant leurs explorations éducatives.

L'éducation peut parfois être stressante pour les adolescents. Le soutien émotionnel des parents est crucial. Être là pour les moments difficiles, offrir des encouragements et aider à surmonter les obstacles renforce la confiance des adolescents dans leur parcours éducatif.

Comprendre que l'éducation est un moyen de réaliser des objectifs professionnels permet aux parents de guider leurs adolescents dans la planification de carrière dès un âge précoce. Cela peut impliquer des discussions sur les domaines d'intérêt, les choix de filières, et les opportunités professionnelles.

Tout en soutenant l'éducation de leurs adolescents, les parents peuvent également encourager l'indépendance. Cela inclut l'apprentissage de compétences d'autogestion et la prise de responsabilité pour leur parcours éducatif.

En résumé, comprendre le rôle crucial de l'éducation en Afrique permet aux parents d'accompagner leurs adolescents avec une perspective éclairée. Cela implique de reconnaître la valeur de l'éducation comme un outil puissant pour l'avenir individuel et communautaire, tout en offrant un soutien émotionnel essentiel tout au long du parcours éducatif.

Communication et Connexion

Au cœur de tous ces bouleversements se trouve la communication. Les discussions ouvertes et honnêtes entre parents et adolescents sont essentielles pour créer un environnement où la confiance peut s'épanouir. L'Afrique est un continent de diversité linguistique et culturelle, et la manière dont nous communiquons peut différer d'une région à l'autre. En explorant les nuances de la communication en Afrique, nous pouvons briser les barrières et encourager des conversations profondes et significatives.

En comprenant les bouleversements de l'adolescence en Afrique, nous devenons des observateurs avisés des expériences de nos adolescents. Nous nous engageons dans un voyage d'apprentissage mutuel, où nous apprenons autant que nous guidons. À mesure que nous explorons les méandres des transformations physiques, émotionnelles et sociales, nous établissons des bases solides pour les chapitres à venir. Ces chapitres nous aideront à façonner notre rôle en tant que parents et guides, et à naviguer avec résilience à travers les tempêtes de l'adolescence africaine.

En explorant les changements physiques, émotionnels et sociaux de l'adolescence en Afrique, nous ouvrons une porte vers une meilleure compréhension de ce que vivent nos adolescents. Ensemble, nous construirons des passerelles de communication qui faciliteront ces discussions parfois délicates et renforceront les liens qui nous unissent en tant que famille et en tant que société. Car en comprenant les bouleversements de l'adolescence, nous devenons les guides bienveillants qui accompagnent nos adolescents à travers cette période transformatrice.

Au cœur de tous les changements vécus pendant l'adolescence se trouve la communication. Les discussions ouvertes et honnêtes entre parents et adolescents sont essentielles pour créer un environnement où la confiance peut s'épanouir. L'Afrique, en tant que continent de diversité linguistique et culturelle, présente des nuances dans la manière dont nous communiquons, variant d'une région à l'autre. En explorant ces subtilités de la communication en Afrique, nous pouvons briser les barrières et encourager des conversations profondes et significatives.

L'Afrique est connue pour sa riche diversité linguistique. Les parents peuvent reconnaître et respecter les différentes langues parlées au sein de leur communauté, créant ainsi un espace où les adolescents se sentent compris et valorisés.

Dans de nombreuses cultures africaines, les langages
non verbaux sont tout aussi importants que les mots
eux-mêmes. Les parents peuvent être attentifs aux
expressions faciales, aux gestes et à d'autres signaux non
verbaux pour mieux comprendre les émotions de leurs
adolescents.

L'écoute active est une compétence cruciale dans la
communication en Afrique. Les parents peuvent montrer
aux adolescents qu'ils sont attentifs, en posant des
questions ouvertes, en faisant preuve d'empathie et en
reflétant ce qui a été dit, créant ainsi un espace propice
à des échanges plus profonds.

De nombreuses cultures africaines ont une forte
tradition orale. Les parents peuvent partager des
histoires familiales, transmettre des enseignements par
le récit, renforçant ainsi les liens intergénérationnels et
favorisant une compréhension plus profonde.

La communication en Afrique est souvent imprégnée de
respect envers les héritages culturels. Les parents
peuvent favoriser une communication qui reflète ce
respect, en encourageant les adolescents à exprimer
leurs opinions tout en tenant compte des valeurs
familiales et culturelles.

Certains sujets peuvent être considérés comme tabous
dans certaines cultures africaines. Les parents peuvent

créer un espace où les adolescents se sentent à l'aise d'aborder ces sujets délicats, en encourageant des discussions ouvertes et informatives.

La communication en Afrique implique souvent une adaptabilité culturelle. Les parents peuvent être ouverts à différentes façons d'exprimer des idées, reconnaissant que la diversité culturelle se reflète également dans la diversité des styles de communication.

Certains adolescents peuvent préférer s'exprimer de manière créative, que ce soit à travers l'art, la musique ou d'autres formes d'expression. Les parents peuvent encourager ces moyens créatifs de communication, offrant ainsi aux adolescents des voies alternatives pour partager leurs pensées et sentiments.

Ainsi, la communication en Afrique pendant l'adolescence est profondément influencée par la diversité culturelle et linguistique. En explorant ces nuances, les parents peuvent établir des liens plus forts avec leurs adolescents, favorisant ainsi des relations familiales basées sur la compréhension mutuelle et la confiance.

CHAPITRE 3 : COMMUNICATION - CONSTRUIRE DES PONTS SOLIDES

La communication est le fil conducteur qui relie les parents aux adolescents pendant l'adolescence. C'est à travers des conversations ouvertes, des échanges respectueux et une écoute attentive que nous pouvons comprendre les pensées, les sentiments et les aspirations de nos adolescents. Ce chapitre mettra en lumière des stratégies essentielles pour renforcer la communication, créant ainsi des ponts solides entre les générations.

L'Écoute Active : Un Cadeau Précieux

Écouter activement nos adolescents est un acte d'amour profond. En les encourageant à partager leurs pensées et leurs émotions sans jugement, nous établissons une atmosphère de confiance où ils se sentent compris et soutenus. En comprenant l'importance de l'écoute attentive et en mettant en pratique des techniques telles que la reformulation et la validation, nous montrons à nos adolescents qu'ils ont une voix qui compte.

Au cœur de chaque relation parent-adolescent se trouve la capacité à écouter activement. Cet acte, souvent sous-estimé, transcende la simple écoute des mots pour englober une compréhension profonde des émotions et des pensées qui se cachent derrière les expressions verbales. En tant que parents, cultiver cette compétence est un cadeau précieux que nous pouvons offrir à nos adolescents.

Créer un Espace Sécurisé

Lorsque nous pratiquons l'écoute active, nous créons un espace sécurisé où nos adolescents se sentent libres d'exprimer leurs pensées les plus intimes. Cet espace devient un sanctuaire émotionnel où la confiance s'épanouit, favorisant ainsi une communication ouverte et honnête.

Comprendre Empathiquement

L'écoute active va au-delà de la simple audition des mots. C'est une invitation à comprendre de manière empathique les émotions qui se cachent derrière chaque phrase. En montrant de l'empathie, nous établissons un lien émotionnel plus fort avec nos adolescents, renforçant ainsi la connexion parent-adolescent.

Valider les Sentiments

Reconnaître et valider les sentiments de nos adolescents est une étape cruciale de l'écoute active. Lorsque nous témoignons du respect envers leurs émotions, nous renforçons leur estime de soi, créant un environnement où ils se sentent compris et acceptés.

Reformuler pour Clarifier

La technique de la reformulation devient un outil puissant dans notre arsenal d'écoute active. En répétant ce que nous avons entendu, nous clarifions les messages et évitons les malentendus. Cette pratique démontre à nos adolescents que leurs paroles sont non seulement écoutées mais aussi comprises.

Éviter les Jugements Prématurés

L'essence de l'écoute active réside dans la suspension des jugements personnels pendant le processus d'écoute. En déposant nos propres préjugés, nous créons un espace où nos adolescents peuvent s'exprimer librement, sans crainte de critique.

Encourager l'Expression

L'écoute active devient une porte ouverte à l'expression libre. En créant un environnement où nos adolescents se sentent entendus, nous les encourageons à partager leurs pensées, contribuant ainsi à développer leur capacité à communiquer de manière claire et réfléchie.

Promouvoir la Confiance

La confiance naît de la certitude que nos paroles sont écoutées et respectées. L'écoute active construit ce pont de confiance essentiel, permettant d'aborder avec sérénité les défis de l'adolescence.

Apprentissage Continu

Pratiquer l'écoute active est un processus d'apprentissage continu. En tant que parents, nous nous engageons à améliorer constamment nos compétences d'écoute, afin de mieux comprendre les changements et les défis auxquels nos adolescents font face.

En résumé, l'écoute active transcende le simple acte d'entendre. C'est un acte d'amour et de compréhension qui construit des relations familiales solides. Offrir ce cadeau précieux à nos adolescents contribue à édifier des bases durables pour leur bien-être émotionnel et leur épanouissement personnel.

Le Respect Mutuel : Un Fondement Essentiel

Le respect est le pilier sur lequel repose toute communication efficace. En accordant aux adolescents le même respect que nous attendons d'eux, nous créons un environnement où les idées peuvent être échangées librement. En Afrique, où les valeurs de respect envers les aînés et les autorités sont souvent inculquées, il est important de trouver un équilibre entre le respect des traditions et l'encouragement de la libre expression.

Le respect, tissu invisible qui soutient toute communication efficace, devient le fondement sur lequel repose la relation parent-adolescent. En accordant aux adolescents le même respect que nous attendons d'eux, nous érigeons un environnement où les idées peuvent être échangées librement. En Afrique, où les valeurs de respect envers les aînés et les autorités sont souvent inculquées, il devient crucial de trouver un équilibre entre le respect des traditions et l'encouragement de la libre expression.

Accorder le Respect Attendu

Le respect mutuel commence par l'accord aux adolescents du même respect que nous espérons recevoir d'eux. Cela crée une atmosphère d'égalité, où chaque voix a une valeur équivalente. Lorsque les adolescents se sentent respectés, ils sont plus enclins à partager leurs pensées de manière ouverte et constructive.

Créer un Environnement d'Échange Libre

Le respect mutuel donne naissance à un environnement propice à l'échange d'idées. Les adolescents se sentent libres de communiquer, sachant que leurs opinions sont accueillies avec considération. Cela favorise une communication saine, où la diversité des perspectives est célébrée.

Les Valeurs de Respect en Afrique

En Afrique, les valeurs de respect envers les aînés et les autorités sont souvent profondément ancrées dans la culture. Les parents peuvent guider leurs adolescents à comprendre ces valeurs tout en encourageant une communication respectueuse qui transcende les barrières générationnelles. Cela permet de préserver les traditions tout en favorisant un dialogue ouvert.

Équilibre entre Traditions et Libre Expression

Trouver un équilibre délicat entre le respect des traditions et l'encouragement de la libre expression devient une mission cruciale. Les parents peuvent enseigner à leurs adolescents que le respect des valeurs culturelles ne signifie pas la suppression de la voix individuelle, mais plutôt la création d'un espace où ces deux éléments peuvent coexister harmonieusement.

Favoriser la Communication Respectueuse

Le respect mutuel nourrit une communication respectueuse. Les adolescents apprennent à exprimer leurs pensées de manière polie, tout en écoutant les points de vue des autres avec considération. Cela établit des bases solides pour des relations interpersonnelles saines, non seulement au sein de la famille, mais aussi dans la société plus large.

Encourager la Pensée Critique

Le respect mutuel va de pair avec l'encouragement de la pensée critique. Les parents peuvent inspirer leurs adolescents à remettre en question, analyser et formuler leurs propres opinions. Cela crée des individus capables de respecter les idées des autres tout en défendant leurs propres convictions avec respect.

Navigation Entre les Générations

La transmission du respect mutuel facilite également la navigation entre les générations. Les parents et les adolescents peuvent apprendre à comprendre les perspectives uniques de chacun, construisant ainsi des ponts plutôt que des fossés intergénérationnels.

Conclusion : Construire des Fondations Durables

En conclusion, le respect mutuel devient le ciment qui unit les relations parent-adolescent en Afrique. En accordant ce respect équitable, en trouvant un équilibre entre traditions respectables et libre expression, les parents édifient des fondations durables où la communication et la compréhension mutuelle prospèrent. C'est dans cet environnement de respect que les adolescents grandissent, apprennent, et deviennent des individus confiants et respectueux à leur tour.

Gérer les Conflits : Transformer les Défis en Opportunités

Les conflits font partie intégrante de la vie, et ils peuvent être des catalyseurs de croissance lorsque nous les abordons de manière constructive. En apprenant à gérer les désaccords avec calme et empathie, nous enseignons à nos adolescents d'importantes compétences en résolution de problèmes. En Afrique, où la cohésion familiale est précieuse, trouver des moyens de résoudre les conflits tout en maintenant les liens familiaux est une compétence précieuse.

Les conflits, inévitables dans la vie, peuvent être des occasions de croissance lorsqu'ils sont abordés de manière constructive. Apprendre à gérer les désaccords avec calme et empathie n'est pas seulement une compétence essentielle pour les parents, mais c'est aussi une leçon précieuse transmise à nos adolescents. En Afrique, où la cohésion familiale est chèrement valorisée, trouver des moyens de résoudre les conflits tout en préservant les liens familiaux devient une compétence précieuse.

Les Conflits comme Catalyseurs de Croissance

Au lieu de les percevoir comme des obstacles, considérons les conflits comme des catalyseurs de croissance. Lorsque nous abordons les désaccords de manière constructive, nous transformons les moments difficiles en opportunités d'apprentissage. Les adolescents acquièrent ainsi des compétences en résolution de problèmes qui les serviront tout au long de leur vie.

Gérer les Désaccords avec Calme et Empathie

La clé de la gestion des conflits réside dans la capacité à gérer les désaccords avec calme et empathie. En démontrant ces qualités, les parents enseignent une approche constructive de la résolution de problèmes. Les adolescents apprennent que la communication ouverte, même dans les moments tendus, peut conduire à des solutions mutuellement bénéfiques.

Compétences en Résolution de Problèmes

La gestion des conflits enseigne d'importantes compétences en résolution de problèmes. Les adolescents apprennent à identifier les problèmes, à analyser les causes sous-jacentes, et à élaborer des solutions créatives. Ces compétences sont transférables dans divers aspects de leur vie, contribuant à forger des individus résilients et habiles.

Cohésion Familiale en Afrique

En Afrique, la cohésion familiale est souvent considérée comme une valeur primordiale. Apprendre à résoudre les conflits tout en maintenant ces liens familiaux forts devient un art précieux. Les parents peuvent guider leurs adolescents à travers cette délicate équation, montrant qu'il est possible de résoudre les différends tout en préservant l'unité familiale.

Communication Ouverte et Respectueuse

La gestion des conflits repose sur une communication ouverte et respectueuse. Les parents peuvent inspirer leurs adolescents à exprimer leurs opinions de manière constructive tout en écoutant activement les points de vue opposés. Cela établit des bases solides pour des relations familiales saines et harmonieuses.

Apprentissage de la Tolérance et de la Patience

La résolution de conflits enseigne la tolérance et la patience. Les adolescents apprennent à comprendre les perspectives différentes et à être patients dans la recherche de solutions. Ces qualités sont inestimables dans un monde diversifié et en constante évolution.

Renforcement des Liens Familiaux

Gérer les conflits de manière constructive renforce les liens familiaux. Les adolescents apprennent que même au milieu des désaccords, l'amour et le respect peuvent prévaloir. Ces leçons deviennent les piliers de relations familiales durables.

En conclusion, la gestion des conflits devient une leçon cruciale pour les adolescents en Afrique. En apprenant à transformer les adversités en opportunités de croissance, ils acquièrent des compétences essentielles pour naviguer dans la vie. Les parents, en guidant ce processus, contribuent à former des individus capables de résoudre les conflits avec grâce, préservant ainsi la cohésion familiale qui est chèrement chérie sur le continent africain.

L'Art de la Communication Non Verbale

En Afrique, les formes de communication non verbale, comme les expressions faciales, les gestes et les postures, portent souvent autant de sens que les mots eux-mêmes. Comprendre et interpréter ces signaux subtils peut améliorer considérablement notre compréhension mutuelle. En intégrant ces éléments dans notre communication avec nos adolescents, nous renforçons les liens émotionnels et facilitons une communication plus profonde.

En Afrique, les formes de communication non verbale, telles que les expressions faciales, les gestes et les postures, portent souvent autant de sens que les mots eux-mêmes. Comprendre et interpréter ces signaux subtils peut considérablement améliorer notre compréhension mutuelle. En intégrant ces éléments dans notre communication avec nos adolescents, nous renforçons les liens émotionnels et facilitons une communication plus profonde.

Expressions Faciales et Émotions

Les expressions faciales en Afrique, riches de nuances culturelles, sont des porteurs d'émotions profondes. Comprendre ces expressions va au-delà des mots, permettant aux parents de saisir les sentiments de leurs adolescents sans même qu'ils les expriment verbalement. Cette sensibilité renforce la connexion émotionnelle.

Langage des Gestes et des Postures

Les gestes et les postures en Afrique peuvent être des langages puissants. Un simple mouvement des mains ou une posture particulière peut transmettre des messages complexes. Les parents peuvent apprendre à reconnaître et interpréter ces signaux, facilitant ainsi une communication plus fluide avec leurs adolescents.

Nuances Culturelles dans la Communication Non Verbale

L'Afrique est un kaléidoscope de cultures, chacune apportant ses nuances à la communication non verbale. Les parents peuvent être sensibles à ces différences culturelles, reconnaissant que les gestes qui portent une signification particulière dans une communauté peuvent être interprétés différemment dans une autre. Cela

favorise la compréhension mutuelle au-delà des
frontières culturelles.

Renforcer les Liens Émotionnels

Intégrer la communication non verbale renforce les liens
émotionnels entre parents et adolescents. Lorsque les
gestes et les expressions deviennent une partie naturelle
de la communication, cela crée un langage émotionnel
partagé, renforçant ainsi la connexion entre les
générations.

Faciliter une Communication Plus Profonde

La communication non verbale facilite une
communication plus profonde. Les adolescents, parfois
réticents à partager verbalement leurs émotions,
peuvent trouver dans les gestes et les expressions un
moyen alternatif de s'exprimer. Les parents peuvent être
attentifs à ces signaux subtils, ouvrant ainsi la porte à
des discussions plus approfondies.

Utiliser la Communication Non Verbale pour Résoudre
les Conflits

La communication non verbale peut également être
utilisée pour résoudre les conflits. Les parents et les
adolescents peuvent apprendre à reconnaître les
signaux indiquant une tension émotionnelle et utiliser
ces informations pour aborder les problèmes de manière

constructive, même avant qu'ils ne soient verbalement exprimés.

Encourager l'Expression Personnelle

En intégrant la communication non verbale dans la relation parent-adolescent, les parents encouragent l'expression personnelle. Les adolescents apprennent que leur langage corporel est une forme légitime de communication, renforçant ainsi leur confiance à s'exprimer de différentes manières.

Conclusion : Tisser des Connexions Silencieuses

En conclusion, l'art de la communication non verbale en Afrique devient une toile riche de significations. En tissant des connexions silencieuses à travers les expressions faciales, les gestes et les postures, les parents et les adolescents enrichissent leur langage émotionnel commun. Cette compréhension mutuelle transcende les mots, créant des liens durables au sein de la famille.

La Technologie et la Communication

Dans le monde moderne, la technologie a introduit de nouveaux modes de communication qui sont souvent familiers aux adolescents. Les médias sociaux, les messages texte et d'autres formes de communication en ligne peuvent être des outils puissants pour rester connectés. Cependant, il est important de guider nos adolescents sur l'utilisation responsable de la technologie et de maintenir un équilibre entre les interactions en ligne et hors ligne.

En construisant des ponts solides à travers la communication, nous créons des canaux par lesquels nos adolescents peuvent partager leurs préoccupations, leurs succès et leurs rêves. En développant ces compétences de communication, nous établissons une base solide pour les chapitres suivants, où nous explorerons des moyens pratiques de guider nos adolescents à travers les défis de l'adolescence tout en préservant les liens qui nous unissent en tant que famille.

Dans le monde moderne, la technologie a remodelé la façon dont nous communiquons, offrant aux adolescents de nouveaux moyens d'expression à travers les médias sociaux, les messages texte et d'autres plateformes en ligne. Alors que ces outils peuvent renforcer la connectivité, il est essentiel de guider nos adolescents vers une utilisation responsable de la technologie tout en préservant un équilibre sain entre les interactions en ligne et hors ligne.

Naviguer dans le Monde Numérique

Avec la prolifération des smartphones et des plateformes en ligne, nos adolescents naviguent dans un monde numérique en constante évolution. Ce chapitre explore comment les parents peuvent aider leurs adolescents à exploiter les avantages de la technologie tout en naviguant avec prudence dans les défis potentiels, tels que la surutilisation, la cybersécurité et les pressions sociales en ligne.

Guidage vers une Utilisation Responsable

Le rôle des parents dans le guidage des adolescents vers une utilisation responsable de la technologie est au cœur de ce chapitre. Il met en lumière des stratégies pratiques pour établir des règles saines, encourager la conscience numérique et favoriser des comportements en ligne respectueux.

Maintenir l'Équilibre entre le Virtuel et le Réel

L'équilibre entre les interactions en ligne et hors ligne est crucial. Ce chapitre examine comment les parents peuvent encourager leurs adolescents à maintenir des relations significatives dans le monde réel tout en profitant des avantages de la connectivité numérique.

Communication Virtuelle et Relation Familiale

L'impact de la communication virtuelle sur la dynamique familiale est exploré, mettant en évidence comment les canaux numériques peuvent renforcer les liens familiaux tout en posant des défis uniques. Des conseils pratiques sont offerts pour créer un équilibre sain, favorisant la communication ouverte et le maintien de la connexion familiale.

Construction de Ponts Solides pour la Communication

Ce chapitre met l'accent sur la construction de ponts solides à travers la communication. Il explore comment la technologie peut être un moyen puissant pour que les adolescents partagent leurs préoccupations, leurs succès et leurs rêves. En développant ces compétences de communication, les parents établissent une base solide pour les chapitres suivants, où seront explorés des moyens pratiques de guider les adolescents à travers les défis de l'adolescence tout en préservant les liens familiaux.

Préparation aux Chapitres Suivants

En guise de transition, ce chapitre prépare le terrain pour les explorations futures. Il souligne l'importance d'une communication ouverte et de la compréhension mutuelle pour guider les adolescents à travers les défis à venir. Les conseils pratiques fournis serviront de fondement pour les chapitres suivants, où seront abordés des aspects spécifiques de l'adolescence tout en maintenant une connexion solide au sein de la famille.

Créer un Espace de Dialogue Ouvert

La création d'un espace de dialogue ouvert est une clé essentielle pour une communication fructueuse. En encourageant nos adolescents à exprimer leurs pensées et leurs émotions sans crainte de jugement, nous établissons un climat de confiance qui facilite les discussions importantes. En tant que parents africains, nous pouvons intégrer nos valeurs culturelles d'écoute respectueuse et de partage pour créer des moments de connexion authentique.

La création d'un espace de dialogue ouvert se révèle être une clé essentielle pour une communication fructueuse entre parents et adolescents. En tant que parents africains, intégrer nos valeurs culturelles d'écoute respectueuse et de partage devient un moyen puissant de faciliter des moments de connexion authentique avec nos adolescents.

Encourager l'Expression Sans Jugement

Au cœur de la création d'un espace de dialogue ouvert se trouve l'encouragement à l'expression sans jugement. Ce chapitre explore comment les parents peuvent cultiver une atmosphère où les adolescents se sentent libres de partager leurs pensées et émotions sans craindre d'être critiqués. Des techniques d'écoute empathique sont mises en avant pour renforcer cette approche.

Climat de Confiance pour des Discussions Importantes

L'établissement d'un climat de confiance est crucial pour des discussions importantes. Les parents apprendront comment construire cette confiance en respectant la confidentialité, en honorant les opinions des adolescents et en montrant une compréhension profonde de leurs expériences. Des exemples pratiques de dialogues ouverts sont fournis pour illustrer ces principes.

Intégration des Valeurs Culturelles

En tant que parents africains, l'intégration des valeurs culturelles devient une force motrice. Ce chapitre explore comment les parents peuvent harmoniser les pratiques traditionnelles d'écoute respectueuse et de partage avec les défis et les réalités de l'adolescence moderne. En comprenant la richesse de ces valeurs, les parents créent des espaces de dialogue qui respectent les racines culturelles tout en ouvrant la voie à la compréhension mutuelle.

Écoute Empathique et Partage Authentique

L'écoute empathique et le partage authentique sont des compétences cruciales pour créer un espace de dialogue ouvert. Des conseils pratiques sont fournis pour

développer ces compétences, permettant aux parents
de se connecter plus profondément avec leurs
adolescents et de construire des relations solides.

Moments de Connexion Authentique

Créer des moments de connexion authentique devient
une aspiration constante. Ce chapitre encourage les
parents à identifier et à saisir ces opportunités, que ce
soit lors de conversations informelles à la maison, de
sorties en famille, ou d'événements culturels. Ces
moments spéciaux renforcent la connexion parent-
adolescent et contribuent à la construction d'une
relation solide.

Préparation aux Défis à Venir

En préparant les parents aux défis à venir dans les
chapitres suivants, ce chapitre souligne l'importance
d'un dialogue ouvert pour guider les adolescents à
travers les complexités de l'adolescence tout en
maintenant des liens familiaux forts. Les conseils
pratiques et les exemples concrets établissent une base
solide pour les explorations à venir.

Comprendre les Dynamiques Culturelles

La communication en Afrique est souvent influencée par
des dynamiques culturelles complexes. Les codes
sociaux, les attentes familiales et les rituels de

communication varient d'une région à l'autre. En explorant ces dynamiques, nous nous équipons pour aborder des sujets sensibles avec respect et compréhension. Cette sensibilité culturelle renforce nos liens avec nos adolescents et favorise des échanges significatifs.

Le tissu de la communication en Afrique est complexe, influencé par des dynamiques culturelles riches et variées. Les codes sociaux, les attentes familiales et les rituels de communication divergent d'une région à l'autre. En explorant ces nuances, nous nous armons d'une compréhension profonde, nous permettant d'aborder des sujets sensibles avec respect et sensibilité. Cette sensibilité culturelle devient une clé pour renforcer nos liens avec nos adolescents, favorisant des échanges significatifs et nourrissant une connexion authentique au sein de la famille.

Comprendre les nuances des dynamiques culturelles en Afrique enrichit notre capacité à naviguer les subtilités de la communication. Les codes sociaux, souvent ancrés dans des traditions millénaires, créent une toile de fond complexe. Les attentes familiales, parfois implicites, exigent une sensibilité accrue pour les décoder. Les rituels de communication, variés d'une région à l'autre, ajoutent une profondeur culturelle à nos interactions.

Cette exploration approfondie de nos dynamiques culturelles devient un guide essentiel. Elle nous offre non seulement un aperçu des nuances subtiles qui teintent nos conversations, mais elle nous permet également d'aborder des sujets délicats avec une compréhension aiguisée. Cette sensibilité culturelle devient un pont vers nos adolescents, facilitant des échanges significatifs imprégnés de respect mutuel. En embrassant cette richesse culturelle, nous renforçons les liens familiaux et cultivons une communication qui transcende les barrières culturelles, unissant parents et adolescents dans une compréhension mutuelle.

La Patience : Un Atout Inestimable

La communication avec les adolescents peut être un voyage parsemé d'obstacles. Des moments de silence peuvent être suivis par des torrents d'émotions et de paroles. La patience est une qualité essentielle pour naviguer avec succès à travers ces variations. En tant que parents, nous apprenons à écouter, même quand les mots ne sont pas prononcés, et à donner à nos adolescents le temps nécessaire pour exprimer leurs pensées.

La communication avec les adolescents, ce voyage parsemé d'obstacles, requiert une qualité essentielle : la patience. Des moments de silence peuvent être suivis par des torrents d'émotions et de paroles. En tant que parents, nous nous engageons à développer cette patience qui nous permet de naviguer avec succès à travers ces variations.

Écouter au-delà des Mots

La patience dans la communication avec les adolescents s'étend au-delà des mots. Cela implique d'écouter les silences, de comprendre les regards, et de saisir les émotions non exprimées. Ce chapitre explore comment la patience permet aux parents de décoder ces signaux subtils, favorisant une compréhension plus profonde des pensées de leurs adolescents.

Donner le Temps Nécessaire

La communication avec les adolescents demande du temps. La patience se manifeste dans la volonté de donner à nos adolescents l'espace nécessaire pour exprimer leurs pensées. Ce chapitre offre des conseils pratiques sur la manière de créer un environnement propice à des échanges plus lents, mais plus significatifs.

Naviguer à travers les Variations Émotionnelles

Les adolescents peuvent être comme des montagnes russes émotionnelles. La patience devient notre ancre pendant ces variations. Les parents apprennent à rester calmes face à des émotions changeantes et à fournir un soutien stable tout au long du parcours tumultueux de l'adolescence.

Apprentissage de l'Écoute Active

La patience s'entrelace avec l'écoute active. En prêtant une attention soutenue, les parents démontrent une patience active, créant un espace où les adolescents se sentent entendus et compris. Ce chapitre explore comment développer cette compétence d'écoute attentive.

Renforcer les Liens à travers la Patience

La patience devient un outil pour renforcer les liens familiaux. En restant présents et engagés, même dans les moments difficiles, les parents construisent des relations solides. Ce chapitre met en lumière l'importance de la patience pour maintenir une connexion durable avec les adolescents pendant cette période de changements rapides.

Conclusion : La Patience comme Pilier de la Communication

En conclusion, la patience émerge comme un pilier inestimable de la communication avec les adolescents. Ce chapitre souligne son rôle central dans la construction de relations familiales saines et durables. Alors que nous explorons les défis et les triomphes de l'adolescence, la patience devient notre guide, nous permettant de naviguer avec succès à travers les eaux parfois tumultueuses de la communication parent-adolescent.

Encourager l'Autonomie et la Responsabilité

Dans nos cultures africaines, les valeurs d'autonomie et de responsabilité sont souvent transmises dès le plus jeune âge. À l'adolescence, ces valeurs prennent une nouvelle dimension. En encourageant nos adolescents à prendre des décisions et à assumer les conséquences, nous leur montrons que nous avons confiance en leurs capacités. Cette approche favorise une communication fondée sur la responsabilité mutuelle.

Dans nos cultures africaines, les valeurs d'autonomie et de responsabilité sont souvent inculquées dès le plus jeune âge. À l'adolescence, ces valeurs prennent une nouvelle dimension. En encourageant nos adolescents à prendre des décisions et à assumer les conséquences, nous leur démontrons notre confiance en leurs capacités. Cette approche favorise une communication fondée sur la responsabilité mutuelle.

Transmettre les Valeurs d'Autonomie

Ce chapitre explore comment les parents peuvent transmettre les valeurs d'autonomie à leurs adolescents. Des conseils pratiques sont fournis pour créer un environnement propice à l'expression individuelle tout en maintenant des repères culturels solides.

Responsabiliser les Adolescents

Encourager la responsabilité implique de donner aux adolescents des opportunités de prendre des décisions et d'assumer les conséquences. Ce chapitre met en lumière des stratégies pour déléguer des responsabilités de manière progressive, favorisant le développement d'une autonomie éclairée.

Confiance Mutuelle dans la Communication

Lorsque les adolescents se voient confier des responsabilités, cela renforce la confiance mutuelle. Ce chapitre explore comment cette confiance devient un fondement solide pour une communication ouverte et honnête entre parents et adolescents.

Gestion des Erreurs et des Succès

La prise d'autonomie implique également la gestion des erreurs et des succès. Ce chapitre offre des conseils sur la manière d'encourager les adolescents à apprendre de leurs expériences, créant ainsi un environnement où ils se sentent soutenus même dans les moments difficiles.

Communication Fondée sur la Responsabilité Mutuelle

En encourageant l'autonomie et la responsabilité, la communication entre parents et adolescents évolue vers une dynamique basée sur la responsabilité mutuelle. Les adolescents apprennent à communiquer leurs besoins de manière responsable, tandis que les parents fournissent un cadre solide pour guider ces échanges.

Préparation aux Responsabilités Adultes

L'encouragement de l'autonomie et de la responsabilité prépare les adolescents aux responsabilités de l'âge adulte. Ce chapitre explore comment cette approche contribue à leur croissance personnelle et à leur préparation pour les défis à venir.

Conclusion : L'Autonomie et la Responsabilité comme Fondements de la Communication

En conclusion, encourager l'autonomie et la responsabilité devient un pilier essentiel de la communication parent-adolescent en Afrique. Ce chapitre souligne l'importance de ces valeurs dans la construction de relations solides et dans la préparation des adolescents à leur rôle futur dans la société. Alors que nous guidons nos adolescents vers l'âge adulte, la promotion de l'autonomie et de la responsabilité devient une étape cruciale pour une communication épanouissante et significative.

L'Art de Poser les Bonnes Questions

Poser des questions ouvertes et réfléchies peut ouvrir des portes vers des discussions profondes. Plutôt que de fournir des réponses toutes faites, nous pouvons guider nos adolescents à réfléchir et à explorer leurs pensées. Les questions nous aident à découvrir les motivations et les préoccupations de nos adolescents, créant ainsi des opportunités de connexion authentique.

En mettant en œuvre ces conseils et stratégies de communication, nous construisons un pont solide entre les générations. La communication devient un outil puissant qui nous permet de guider nos adolescents à travers les défis de l'adolescence tout en renforçant les liens qui unissent nos familles. À mesure que nous explorons les chapitres à venir, nous intégrerons ces compétences pour créer une base solide qui nous aidera à naviguer avec confiance dans les tempêtes et les triomphes de cette période transitoire.

CHAPITRE 4 : LA CULTURE ET L'IDENTITE - UN ÉQUILIBRE DELICAT

L'adolescence est une période où les adolescents commencent à explorer leur identité personnelle tout en étant influencés par leur environnement culturel et social. En Afrique, cette quête d'identité est souvent ancrée dans une richesse de traditions et de valeurs culturelles. Ce chapitre se penche sur les défis et les opportunités liés à la navigation entre la culture africaine et les influences extérieures pendant cette période cruciale.

L'Héritage Culturel

La culture africaine est un trésor d'histoires, de coutumes et de valeurs qui ont été transmis de génération en génération. L'adolescence est un moment où nos adolescents découvrent leur place au sein de cet héritage. En comprenant l'importance de maintenir ces traditions tout en permettant à nos adolescents de s'exprimer individuellement, nous créons un environnement où ils peuvent trouver leur identité tout en respectant leurs racines.

Dans ce chapitre, nous plongeons dans l'essence même de l'héritage culturel, explorant comment la richesse des histoires, des coutumes et des valeurs africaines devient un guide crucial pour nos adolescents pendant leur période d'adolescence. Ce chapitre met en lumière l'équilibre délicat entre la préservation de cette culture et la nécessité de permettre à nos adolescents de s'exprimer individuellement.

La culture africaine est bien plus qu'une simple collection d'éléments; c'est un trésor vivant qui a évolué à travers les époques. Ce chapitre détaille la diversité de cet héritage, depuis les traditions ancestrales jusqu'aux expressions culturelles contemporaines, soulignant comment cela façonne l'identité de nos adolescents.

Découverte de la Place au Sein de l'Héritage

L'adolescence devient une période où nos adolescents explorent leur place au sein de cet héritage. Les questions sur l'identité, la signification des rituels, et la compréhension des valeurs familiales prennent une nouvelle importance. Ce chapitre guide les parents sur la manière d'accompagner leurs adolescents dans cette découverte, offrant un soutien émotionnel et des repères culturels.

Maintenir les Traditions tout en Encourageant l'Expression Individuelle

L'équilibre délicat réside dans la capacité à maintenir les traditions tout en encourageant l'expression individuelle. Ce chapitre explore comment les parents peuvent créer un environnement où les adolescents se

sentent enracinés dans leur culture tout en étant libres
de développer leur identité personnelle.

Créer un Environnement Respectueux des Racines

Comprendre l'importance de maintenir ces traditions
permet aux parents de créer un environnement
respectueux des racines culturelles. Ce chapitre offre des
conseils pratiques pour intégrer ces éléments dans la vie
quotidienne, renforçant ainsi le lien entre les
adolescents et leur héritage culturel.

Identité Personnelle Respectueuse des Racines

Le chapitre explore également comment cet équilibre
délicat contribue à façonner une identité personnelle
respectueuse des racines. Les adolescents apprennent à
apprécier leur héritage tout en explorant les multiples
facettes de leur identité, créant ainsi une base solide
pour leur croissance personnelle.

Conclusion : L'Équilibre Délicat pour une Identité
Florissante

En conclusion de ce chapitre, nous réalisons que
l'équilibre délicat entre la préservation de l'héritage
culturel et l'expression individuelle est un facteur clé
pour le développement d'une identité florissante chez
nos adolescents. Ce chapitre sert de guide pour les

parents, les aidant à naviguer avec sensibilité à travers cette période cruciale de découverte identitaire.

Les Pressions des Influences Extérieures

Avec l'avènement de la mondialisation, les influences extérieures sont devenues omniprésentes dans la vie des adolescents. Les médias, Internet et les interactions avec d'autres cultures peuvent façonner les perspectives de nos adolescents. En Afrique, où la notion de communauté est souvent centrale, aider nos adolescents à équilibrer ces influences tout en préservant leur identité culturelle peut être un défi complexe.

Dans ce chapitre, nous plongeons dans le défi complexe que représentent les influences extérieures sur nos adolescents dans un contexte mondialisé. Les médias, Internet et les interactions avec d'autres cultures sont autant de forces puissantes qui peuvent façonner les perspectives des adolescents africains. Ce chapitre explore comment aider nos jeunes à équilibrer ces influences tout en préservant leur identité culturelle.

Mondialisation et Influences Omniprésentes

L'avènement de la mondialisation a ouvert de nouvelles voies d'influence. Les médias internationaux, l'accès à Internet et les échanges culturels transfrontaliers sont devenus omniprésents dans la vie des adolescents. Ce chapitre analyse comment ces influences extérieures peuvent impacter la perception du monde par nos adolescents.

Façonner les Perspectives des Adolescents

Les médias, en particulier, ont le pouvoir de façonner les perspectives. Ce chapitre examine comment les parents peuvent être conscients de ces influences et guider leurs adolescents pour développer un regard critique tout en restant ouverts à la diversité des idées.

Équilibrer les Influences tout en Préservant l'Identité Culturelle

Le défi majeur réside dans l'équilibre entre les influences extérieures et la préservation de l'identité culturelle. En Afrique, où la notion de communauté est souvent centrale, ce chapitre propose des stratégies pratiques pour aider les adolescents à naviguer entre ces deux aspects sans compromettre leur héritage culturel.

L'Impact sur la Notion de Communauté

Les influences extérieures peuvent également impacter la conception de la communauté. Ce chapitre explore comment aider les adolescents à intégrer ces influences sans perdre de vue les valeurs communautaires qui sont profondément enracinées dans de nombreuses cultures africaines.

Naviguer les Dilemmes Culturels

Les parents apprennent à guider leurs adolescents à travers les dilemmes culturels résultant de ces influences extérieures. Ce chapitre offre des conseils pour favoriser des discussions ouvertes sur les choix culturels, encourageant ainsi la réflexion et la compréhension mutuelle.

Conclusion : Équilibrer les Influences pour une Identité Forte

En conclusion de ce chapitre, nous comprenons que l'équilibre entre les influences extérieures et la préservation de l'identité culturelle est une danse délicate. Ce chapitre sert de guide pour les parents africains, les aidant à naviguer avec succès à travers les complexités de ce paysage culturel en constante évolution.

Éducation Multiculturelle

L'éducation multiculturelle joue un rôle crucial dans l'adolescence en Afrique. En exposant nos adolescents à diverses cultures et perspectives, nous élargissons leurs horizons tout en renforçant leur respect pour la diversité. En favorisant l'ouverture d'esprit et la curiosité, nous les préparons à être des citoyens du monde, tout en restant connectés à leurs origines.

Dans ce chapitre, nous explorons le rôle crucial de l'éducation multiculturelle dans le développement de nos adolescents en Afrique. L'exposition à diverses cultures et perspectives devient une clé pour élargir leurs horizons tout en renforçant leur respect pour la diversité. En favorisant l'ouverture d'esprit et la curiosité, nous les préparons à être des citoyens du monde tout en restant connectés à leurs origines.

L'Importance de l'Éducation Multiculturelle

Cet aspect souligne l'importance fondamentale de l'éducation multiculturelle dans le contexte africain. En mettant en lumière comment cela va au-delà de l'apprentissage académique, le chapitre examine comment l'exposition à différentes cultures enrichit l'éducation de nos adolescents.

Élargir les Horizons à travers la Diversité

L'éducation multiculturelle sert de fenêtre ouverte sur la diversité du monde. Ce chapitre explore comment cette exposition élargit les horizons des adolescents africains, les connectant avec des perspectives variées et les préparant à vivre dans une société de plus en plus interconnectée.

Renforcer le Respect pour la Diversité

Au-delà de la simple exposition, l'éducation multiculturelle contribue à renforcer le respect pour la diversité. Le chapitre examine comment cela nourrit la compréhension et l'acceptation des différences, des éléments cruciaux pour la coexistence pacifique dans une société pluraliste.

Favoriser l'Ouverture d'Esprit et la Curiosité

L'éducation multiculturelle devient une source d'ouverture d'esprit et de curiosité. Ce chapitre propose des stratégies pour encourager nos adolescents à poser des questions, à explorer activement d'autres cultures et à embrasser la richesse de la diversité mondiale.

Préparation à Être des Citoyens du Monde

L'objectif ultime de l'éducation multiculturelle est de préparer nos adolescents à être des citoyens du monde. Ce chapitre explore comment cela les arme avec les compétences nécessaires pour naviguer dans un monde de plus en plus globalisé tout en restant ancrés dans leurs racines africaines.

Restant Connectés à Leurs Origines

En fin de compte, le chapitre aborde la manière dont l'éducation multiculturelle peut être une force unificatrice, connectant nos adolescents à leurs origines tout en les projetant vers l'avenir. En intégrant ces deux

dimensions, l'éducation devient un catalyseur puissant
pour la croissance personnelle et la compréhension du
monde qui les entoure.

Conclusion : L'Éducation Multiculturelle comme Pont
entre les Mondes

En conclusion de ce chapitre, nous réalisons que
l'éducation multiculturelle est un pont entre les mondes,
offrant aux adolescents africains une perspective globale
tout en préservant et renforçant leur identité culturelle.
Ce chapitre guide les parents sur la manière d'intégrer
cette approche dans l'éducation de leurs adolescents,
favorisant ainsi une vision du monde éclairée et
équilibrée.

La Communication Intergénérationnelle

La communication entre les générations est un pont
essentiel dans la navigation entre la culture et les
influences extérieures. Les aînés jouent un rôle
important en transmettant les valeurs et les récits de
notre culture africaine. En encourageant les discussions
intergénérationnelles, nous créons des opportunités
pour nos adolescents d'apprendre et de grandir tout en
intégrant ces enseignements dans leur quête d'identité.

Ce chapitre explore le rôle essentiel de la communication entre les générations comme un pont crucial dans la navigation entre la culture africaine et les influences extérieures. Les aînés, en tant que gardiens des valeurs et des récits, jouent un rôle vital. En encourageant les discussions intergénérationnelles, nous créons des opportunités pour nos adolescents d'apprendre et de grandir, tout en intégrant ces enseignements dans leur quête d'identité.

La Transmission des Valeurs par les Aînés

Les aînés portent la richesse des valeurs et des récits de notre culture. Ce chapitre examine comment la communication intergénérationnelle devient le canal par lequel ces trésors culturels sont transmis aux adolescents, contribuant ainsi à la préservation de l'héritage culturel.

Le Rôle Clé des Aînés

Les aînés jouent un rôle crucial en tant que guides et mentors. Ce chapitre explore comment ils peuvent être des modèles pour les adolescents, partageant leurs expériences tout en fournissant des conseils sages pour naviguer à travers les défis de l'adolescence dans le contexte africain.

Créer un Espace pour les Discussions Intergénérationnelles

Favoriser la communication intergénérationnelle
nécessite la création d'un espace ouvert pour les
discussions. Ce chapitre propose des conseils pratiques
sur la manière de faciliter ces échanges, encourageant
ainsi un dialogue fructueux entre les aînés et les
adolescents.

Opportunités d'Apprentissage et de Croissance

Les discussions intergénérationnelles offrent des
opportunités uniques d'apprentissage et de croissance
pour les adolescents. Ce chapitre explore comment ces
échanges peuvent élargir la perspective des adolescents
tout en les ancrant davantage dans leur culture.

Intégrer les Enseignements dans la Quête d'Identité

L'objectif ultime de la communication
intergénérationnelle est d'intégrer les enseignements
dans la quête d'identité des adolescents. Ce chapitre
examine comment les parents peuvent guider ce
processus, créant ainsi une synergie entre les
générations pour le bénéfice collectif de la famille.

Renforcer les Liens Familiaux

En conclusion, le chapitre souligne comment la
communication intergénérationnelle renforce les liens
familiaux. Il offre des conseils sur la manière dont ces

échanges peuvent créer une unité familiale solide, permettant aux adolescents de naviguer avec confiance à travers les influences extérieures tout en restant connectés à leur culture africaine.

L'Affirmation de Soi

L'adolescence est aussi un moment où les adolescents cherchent à se faire entendre et à se définir en tant qu'individus. En les encourageant à exprimer leurs opinions et leurs choix de manière respectueuse, nous leur permettons de développer un sens aigu de l'identité tout en honorant leur culture et en négociant avec les influences extérieures.

Ce chapitre plonge dans l'un des aspects cruciaux de l'adolescence : l'affirmation de soi. C'est une période où les adolescents cherchent à se faire entendre et à définir leur identité. En les encourageant à exprimer leurs opinions et leurs choix de manière respectueuse, ce chapitre explore comment les parents peuvent faciliter le développement d'un sens aigu de l'identité chez leurs adolescents tout en honorant leur culture et en négociant avec les influences extérieures.

La Quête de l'Affirmation de Soi

L'adolescence est une période où les adolescents cherchent à affirmer leur identité. Ce chapitre analyse les motivations derrière cette quête et comment les

parents peuvent comprendre et soutenir ce processus
naturel.

Encourager l'Expression Respectueuse des Opinions

Encourager l'expression respectueuse des opinions
devient une clé pour le développement sain de
l'affirmation de soi. Ce chapitre explore des stratégies
pratiques pour créer un environnement où les
adolescents se sentent à l'aise de partager leurs pensées
tout en respectant les opinions des autres.

Développer un Sens Aigu de l'Identité

L'affirmation de soi contribue au développement d'un
sens aigu de l'identité. Le chapitre examine comment les
parents peuvent guider leurs adolescents pour qu'ils
explorent et comprennent qui ils sont vraiment,
intégrant à la fois leurs racines culturelles et leurs
aspirations individuelles.

Honorant la Culture tout en Négociant avec les
Influences Extérieures

L'équilibre délicat réside dans l'honoration de la culture
tout en négociant avec les influences extérieures. Ce
chapitre offre des conseils sur la manière dont les
parents peuvent guider leurs adolescents pour rester
connectés à leur héritage tout en étant ouverts aux
opportunités et aux perspectives du monde.

L'Affirmation de Soi comme Outil de Négociation

L'affirmation de soi devient également un outil puissant de négociation. Ce chapitre explore comment les adolescents, en développant leur capacité à s'affirmer, peuvent mieux naviguer à travers les pressions extérieures tout en respectant les valeurs familiales et culturelles.

Conclusion : Équilibrer l'Affirmation de Soi dans un Contexte Africain

En conclusion, le chapitre met en lumière l'importance d'équilibrer l'affirmation de soi dans le contexte africain. Il souligne comment ce processus peut être une force motrice pour le développement personnel des adolescents tout en préservant les liens culturels et familiaux. Ce chapitre guide les parents sur la manière d'accompagner leurs adolescents dans cette quête d'affirmation de soi avec compréhension et soutien.

L'Art de la Négociation Culturelle

La négociation entre la culture africaine et les influences extérieures nécessite une compréhension subtile. Nos adolescents peuvent se trouver face à des choix où les valeurs culturelles et les nouvelles perspectives entrent en conflit. En tant que parents, nous pouvons guider nos adolescents à travers ce processus en encourageant une exploration réfléchie et en les aidant à prendre des décisions qui honorent à la fois leur identité et leurs aspirations.

Apprendre des Récits et des Légendes

Les récits et les légendes de nos cultures africaines sont des sources inestimables de sagesse et de conseils. En partageant ces histoires avec nos adolescents, nous leur offrons des perspectives intemporelles qui les guideront dans leurs choix et leurs décisions. Les valeurs encapsulées dans ces récits peuvent servir de boussole morale tout en éclairant leur chemin vers la maturité.

Ce chapitre explore la richesse des récits et des légendes dans les cultures africaines en tant que sources inestimables de sagesse et de conseils pour les adolescents. En partageant ces histoires, les parents offrent à leurs adolescents des perspectives intemporelles qui les guideront dans leurs choix et leurs décisions. Les valeurs encapsulées dans ces récits deviennent une boussole morale, éclairant le chemin des adolescents vers la maturité.

La Sagesse Intemporelle des Récits et des Légendes

Les récits et les légendes sont porteurs d'une sagesse intemporelle. Ce chapitre explore comment ces histoires transmettent des leçons de vie qui restent pertinentes à travers les générations, offrant aux adolescents des

repères pour naviguer à travers les défis de
l'adolescence.

Partager des Perspectives Culturelles Uniques

En partageant ces récits, les parents offrent à leurs
adolescents des perspectives culturelles uniques. Le
chapitre examine comment cela élargit la
compréhension des adolescents sur leurs racines et
renforce leur connexion avec les valeurs fondamentales
de leur culture africaine.

Boussole Morale pour Guider les Choix et les Décisions

Les valeurs encapsulées dans ces récits deviennent une
boussole morale. Ce chapitre explore comment ces
histoires fournissent des repères éthiques et moraux,
aidant les adolescents à prendre des décisions éclairées
tout en restant fidèles aux principes de leur culture.

Éclairer le Chemin vers la Maturité

Les récits et les légendes éclairent le chemin vers la
maturité. Le chapitre examine comment ces histoires
aident les adolescents à comprendre les complexités de
la vie, à développer leur caractère et à naviguer avec
grâce à travers les différentes étapes de l'adolescence.

La Tradition Orale comme Héritage Culturel Vivant

Ce chapitre souligne également la tradition orale comme un héritage culturel vivant. En explorant la manière dont ces histoires sont transmises de génération en génération, il met en lumière l'importance de préserver cette tradition dans un monde en constante évolution.

Conclusion : La Puissance des Récits pour Guider et Inspirer

En conclusion, le chapitre met en avant la puissance des récits et des légendes pour guider et inspirer les adolescents africains. Il sert de guide pour les parents, les encourageant à intégrer ces précieuses histoires dans l'éducation de leurs adolescents, créant ainsi un lien profond entre les générations et renforçant l'identité culturelle.

L'Exploration de la Mondialisation

La mondialisation a le pouvoir de rapprocher les cultures, mais elle peut également entraîner une perte d'identité pour nos adolescents. En explorant ensemble les aspects positifs et négatifs de la mondialisation, nous aidons nos adolescents à comprendre comment ils peuvent s'engager avec le monde tout en préservant leur héritage culturel.

Ce chapitre plonge dans les dynamiques complexes de la mondialisation, mettant en lumière son pouvoir de rapprocher les cultures tout en soulignant les défis potentiels, notamment la perte d'identité pour nos adolescents. En explorant ensemble les aspects positifs et négatifs de la mondialisation, ce chapitre guide les parents pour aider leurs adolescents à comprendre comment ils peuvent s'engager avec le monde tout en préservant leur héritage culturel.

Le Pouvoir de Rapprochement des Cultures

La mondialisation offre une opportunité de rapprochement des cultures. Ce chapitre explore comment elle crée des ponts entre les peuples du monde, ouvrant des fenêtres sur la diversité et favorisant la compréhension mutuelle.

Les Défis de la Perte d'Identité

Cependant, la mondialisation peut également présenter des défis, notamment la perte d'identité. Le chapitre analyse comment nos adolescents peuvent se sentir déracinés dans un monde de plus en plus globalisé, mettant en évidence les complexités de cette réalité.

Explorer Ensemble les Aspects Positifs et Négatifs

En explorant ensemble les aspects positifs et négatifs de la mondialisation, les parents offrent à leurs adolescents une perspective équilibrée. Ce chapitre examine comment ces discussions peuvent aider les adolescents à développer un regard critique sur le monde qui les entoure.

Comprendre Comment S'Engager avec le Monde

L'objectif est d'aider les adolescents à comprendre comment s'engager avec le monde. Le chapitre propose des stratégies pour les guider dans la navigation des influences extérieures, en mettant l'accent sur la préservation de leur héritage culturel.

Préservation de l'Héritage Culturel dans un Monde Globalisé

Comment préserver l'héritage culturel dans un monde globalisé devient une question centrale. Ce chapitre explore des moyens pratiques pour les parents afin d'aider leurs adolescents à rester connectés à leurs racines tout en embrassant les opportunités que la mondialisation peut offrir.

Conclusion : Équilibrer l'Engagement Global et la Préservation Culturelle

En conclusion, le chapitre souligne l'importance d'équilibrer l'engagement global avec la préservation culturelle. Il sert de guide pour les parents, les aidant à naviguer avec leurs adolescents à travers les défis de la mondialisation tout en renforçant leur attachement à leur héritage culturel. Ce chapitre encourage une approche éclairée et équilibrée pour que les adolescents africains puissent prospérer dans un monde de plus en plus interconnecté.

L'Acceptation de la Diversité

L'adolescence est une période où nos adolescents se tournent vers l'extérieur pour trouver des repères. En favorisant leur compréhension de la diversité mondiale, nous leur montrons que l'identité ne se limite pas à une seule culture. En intégrant une vision élargie de la diversité, nous les préparons à naviguer avec succès dans un monde de plus en plus connecté.

Ce chapitre explore l'importance cruciale de l'acceptation de la diversité pendant l'adolescence. C'est une période où les adolescents se tournent vers l'extérieur pour trouver des repères. En favorisant leur compréhension de la diversité mondiale, les parents montrent à leurs adolescents que l'identité ne se limite pas à une seule culture. En intégrant une vision élargie de la diversité, ce chapitre guide les parents pour préparer leurs adolescents à naviguer avec succès dans un monde de plus en plus connecté.

La Recherche de Repères dans un Monde Diversifié

L'adolescence est une période où les adolescents cherchent des repères, et la diversité devient une richesse de repères potentiels. Ce chapitre explore comment la compréhension de la diversité mondiale offre aux adolescents une perspective plus large pour construire leur identité.

Montrer que l'Identité ne se Limite pas à une Seule Culture

En favorisant la compréhension de la diversité mondiale, les parents montrent que l'identité ne se limite pas à une seule culture. Ce chapitre analyse comment cela élargit la vision des adolescents, les encourageant à voir le monde comme un espace où la diversité est une force.

Intégrer une Vision Élargie de la Diversité

Intégrer une vision élargie de la diversité devient un aspect clé de la préparation des adolescents. Le chapitre explore comment cela les prépare à naviguer avec succès dans un monde où la connectivité mondiale est devenue la norme.

Naviguer avec Succès dans un Monde Connecté

En fin de compte, le chapitre guide les parents sur la manière de préparer leurs adolescents à naviguer avec succès dans un monde de plus en plus connecté. Il souligne comment l'acceptation de la diversité devient un atout précieux pour les adolescents africains, renforçant leur résilience et leur adaptabilité dans un contexte mondial en constante évolution.

Conclusion : Éduquer des Citoyens du Monde ouverts et
Inclusifs

La conclusion du chapitre met en avant le rôle crucial
des parents dans l'éducation de jeunes citoyens du
monde ouverts et inclusifs. Il souligne comment
l'acceptation de la diversité devient une clé pour
construire une société plus harmonieuse et
compréhensive, où les adolescents africains peuvent
prospérer en tant qu'individus bien ancrés dans leur
identité tout en respectant la diversité qui les entoure.

Soutenir les Choix Individuels

En fin de compte, la navigation entre la culture et les
influences extérieures est un voyage personnel pour
chaque adolescent. En respectant les choix individuels
de nos adolescents, même s'ils diffèrent de nos propres
attentes, nous leur offrons le soutien nécessaire pour
trouver leur propre voie dans la vie. Cette approche les
aide à devenir des adultes confiants, ancrés dans leur
identité tout en embrassant la richesse du monde qui les
entoure.

En explorant le délicat équilibre entre la culture africaine
et les influences extérieures, nous créons un espace où
nos adolescents peuvent grandir tout en préservant
leurs racines. Ce chapitre nous prépare pour les étapes
suivantes de ce voyage, où nous explorerons des moyens

concrets d'aider nos adolescents à affirmer leur identité tout en naviguant avec grâce et confiance à travers les complexités de l'adolescence africaine.

Naviguer entre la culture africaine et les influences extérieures est un voyage délicat mais enrichissant. En offrant à nos adolescents un espace où ils peuvent explorer leur identité tout en restant enracinés dans leurs valeurs culturelles, nous les aidons à devenir des individus confiants et ouverts d'esprit. Ce chapitre nous guide dans la création d'un équilibre solide qui soutient nos adolescents tout au long de cette quête complexe et transformative.

CHAPITRE 5 : LES ENJEUX SCOLAIRES - ENCOURAGER LA REUSSITE ÉDUCATIVE

L'éducation joue un rôle central dans l'adolescence en Afrique, souvent considérée comme un moyen d'ascension sociale et de développement personnel. Ce chapitre aborde les défis et les opportunités liés à la réussite éducative des adolescents, en mettant l'accent sur la gestion du stress lié aux études et la promotion d'une éducation équilibrée.

L'Équilibre Entre Aspirations et Réalités

Les adolescents africains peuvent ressentir une pression accrue pour exceller académiquement. En tant que parents, il est important de soutenir leurs aspirations tout en gardant à l'esprit que le succès scolaire ne définit pas leur valeur. En encourageant un équilibre sain entre l'éducation et d'autres aspects de leur vie, nous les aidons à développer une vision holistique de la réussite.

L'éducation est souvent perçue comme un moyen d'ascension sociale, mais il existe un équilibre délicat entre les aspirations académiques et les réalités du système éducatif. Ce chapitre examine comment les parents peuvent guider leurs adolescents pour établir des objectifs éducatifs réalistes tout en maintenant une motivation et une ambition saines.

Comprendre les Pressions Éducatives

Les adolescents peuvent ressentir des pressions éducatives importantes, que ce soit de la part de la société, de la famille ou d'eux-mêmes. Ce chapitre explore comment les parents peuvent comprendre ces pressions et créer un environnement où leurs adolescents se sentent soutenus plutôt que submergés.

Soutenir la Passion et l'Intérêt pour l'Apprentissage

Encourager la réussite éducative va au-delà des notes et des performances. Le chapitre souligne l'importance de soutenir la passion et l'intérêt pour l'apprentissage, encourageant ainsi un engagement plus profond et durable dans le processus éducatif.

Créer un Soutien Émotionnel pour la Réussite Scolaire

L'éducation est aussi une expérience émotionnelle. Ce chapitre explore comment les parents peuvent créer un soutien émotionnel solide, offrant à leurs adolescents un filet de sécurité pour surmonter les défis émotionnels liés à la réussite scolaire.

Guider les Choix Éducatifs avec Sagesse

Les adolescents font face à des choix éducatifs cruciaux. Ce chapitre offre des conseils sur la manière dont les parents peuvent guider ces choix avec sagesse, en prenant en compte à la fois les aspirations individuelles et les réalités du système éducatif.

Conclusion : Naviguer Ensemble vers l'Épanouissement Éducatif

La conclusion met en avant l'idée que la réussite éducative n'est pas seulement une responsabilité individuelle, mais un voyage partagé entre parents et adolescents. Elle souligne l'importance de naviguer ensemble, en établissant des objectifs éducatifs réalistes, en soutenant émotionnellement et en encourageant une passion durable pour l'apprentissage, créant ainsi un chemin vers l'épanouissement éducatif pour les adolescents africains.

Gérer le Stress et la Pression

Le stress lié aux études peut être accablant pour nos adolescents. Les attentes élevées, les examens et les échéances peuvent provoquer de l'anxiété. En leur enseignant des techniques de gestion du stress telles que la respiration profonde, la planification efficace et la recherche d'aide quand c'est nécessaire, nous les dotons d'outils précieux pour naviguer avec confiance dans leur parcours éducatif.

Ce point se penche sur les défis du stress lié aux études auxquels font face les adolescents africains, soulignant l'impact significatif sur leur bien-être. Il explore comment les parents peuvent jouer un rôle essentiel en enseignant des techniques de gestion du stress pour aider leurs adolescents à naviguer avec confiance dans leur parcours éducatif.

Le Fardeau du Stress lié aux Études

Le stress lié aux études peut être accablant, avec des attentes élevées, des examens et des échéances qui provoquent de l'anxiété. Ce chapitre plonge dans la compréhension de ce fardeau et de son impact sur la santé mentale des adolescents.

Enseigner des Techniques de Gestion du Stress

L'une des clés pour aider les adolescents à surmonter le stress est d'enseigner des techniques de gestion du stress. Le chapitre explore diverses approches, telles que la respiration profonde, la planification efficace et la recherche d'aide quand c'est nécessaire, fournissant ainsi des outils pratiques pour faire face aux pressions éducatives.

La Respiration Profonde comme Outil Apaisant

La respiration profonde est présentée comme un outil apaisant essentiel. Ce chapitre développe comment la pratique régulière de la respiration profonde peut aider à réduire le stress, à améliorer la concentration et à favoriser une mentalité calme et centrée.

Planification Efficace pour Gérer les Échéances

La planification efficace devient une compétence cruciale. Le chapitre examine comment les parents peuvent guider leurs adolescents dans la planification de leurs tâches, la gestion du temps et la création de stratégies pour faire face aux échéances sans compromettre leur bien-être.

Rechercher de l'Aide : Un Signe de Force, Pas de Faiblesse

Le chapitre démystifie la recherche d'aide en soulignant que c'est un signe de force, pas de faiblesse. Il encourage les adolescents à reconnaître quand ils ont besoin d'aide, que ce soit auprès de leurs parents, de leurs enseignants ou de professionnels de la santé mentale.

Conclusion : Équiper les Adolescents pour un Parcours Éducatif Sain

La conclusion met en avant l'idée que l'enseignement de techniques de gestion du stress n'est pas seulement une réponse aux défis actuels, mais un investissement dans la santé mentale à long terme des adolescents africains. Elle souligne l'importance d'équiper les adolescents avec des outils précieux pour un parcours éducatif sain, les préparant à affronter avec confiance les pressions académiques.

Encourager une Mentalité de Croissance

Favoriser une mentalité de croissance est essentiel pour encourager la réussite éducative. En aidant nos adolescents à voir les défis comme des occasions d'apprentissage plutôt que comme des obstacles, nous les préparons à relever les défis avec résilience. Les erreurs deviennent des étapes vers la maîtrise, et chaque effort compte dans leur cheminement éducatif.

Ce chapitre explore l'importance cruciale de favoriser une mentalité de croissance pour encourager la réussite éducative des adolescents africains. Il met en lumière comment aider les adolescents à percevoir les défis comme des occasions d'apprentissage plutôt que comme des obstacles, les préparant ainsi à relever les défis avec résilience.

Le Pouvoir d'une Mentalité de Croissance

Le chapitre commence par souligner le pouvoir transformateur d'une mentalité de croissance. Il explore comment cette perspective encourage les adolescents à voir les défis comme des opportunités d'apprentissage, favorisant une approche positive et proactive face aux défis éducatifs.

Les Défis comme Occasions d'Apprentissage

En changeant la perception des défis, les parents peuvent aider leurs adolescents à les voir comme des occasions d'apprentissage. Le chapitre offre des conseils pratiques sur la manière de guider les adolescents à développer une attitude constructive envers les difficultés éducatives.

Les Erreurs comme Étapes vers la Maîtrise

Une mentalité de croissance change la façon dont les adolescents considèrent les erreurs. Le chapitre explore comment les parents peuvent encourager leurs adolescents à voir les erreurs comme des étapes normales vers la maîtrise, démystifiant ainsi la peur de l'échec.

Chaque Effort Compte dans le Cheminement Éducatif

Le chapitre souligne l'idée que chaque effort compte dans le cheminement éducatif. Il explore comment les parents peuvent reconnaître et célébrer les efforts, renforçant ainsi la confiance des adolescents dans leur capacité à surmonter les obstacles.

Résilience face aux Défis Éducatifs

Favoriser une mentalité de croissance prépare les adolescents à développer une résilience face aux défis éducatifs. Le chapitre explore des stratégies pour renforcer la résilience, aidant les adolescents à persévérer même dans les moments difficiles.

Conclusion : Des Adolescents Prêts à Apprendre et à Grandir

La conclusion du chapitre met en avant l'idée que favoriser une mentalité de croissance ne se limite pas à la réussite éducative immédiate, mais prépare les adolescents à un apprentissage continu et à une croissance personnelle tout au long de leur vie. Elle souligne l'importance d'encourager des adolescents prêts à apprendre et à grandir, créant ainsi une base solide pour leur parcours éducatif et au-delà.

Soutenir l'Intérêt et la Passion

L'éducation ne se limite pas aux murs de l'école. Encourager nos adolescents à poursuivre leurs intérêts et leurs passions en dehors des salles de classe renforce leur engagement et leur motivation. En intégrant leurs passions dans leur parcours éducatif, nous montrons que l'apprentissage peut être gratifiant et significatif.

Ce chapitre se plonge dans l'idée que l'éducation ne se limite pas aux murs de l'école. Il explore comment soutenir l'intérêt et la passion des adolescents africains en dehors des salles de classe peut renforcer leur engagement et leur motivation, en montrant que l'apprentissage peut être gratifiant et significatif.

Élargir la Vision de l'Éducation

Le chapitre commence par élargir la vision de l'éducation, soulignant que l'apprentissage ne se produit pas seulement à l'école. Il explore comment les parents peuvent encourager leurs adolescents à voir l'apprentissage comme un processus continu, enrichi par leurs intérêts personnels.

L'Importance des Intérêts et des Passions

En soulignant l'importance des intérêts et des passions, le chapitre examine comment ces éléments sont des moteurs puissants de motivation. Il explore comment les parents peuvent aider leurs adolescents à identifier leurs passions et à les intégrer dans leur parcours éducatif.

Renforcer l'Engagement par l'Intégration des Passions

L'intégration des passions renforce l'engagement. Le chapitre offre des conseils pratiques sur la manière dont les parents peuvent collaborer avec leurs adolescents pour intégrer leurs intérêts dans leurs activités éducatives, créant ainsi un lien plus profond avec le processus d'apprentissage.

Apprentissage Gratifiant et Significatif

En montrant que l'apprentissage peut être gratifiant et significatif, les parents inspirent une attitude positive envers l'éducation. Le chapitre explore comment créer un environnement où l'apprentissage devient une expérience enrichissante plutôt qu'une obligation.

Équilibrer les Intérêts Personnels et les Exigences Académiques

Le chapitre examine également l'importance d'équilibrer les intérêts personnels avec les exigences académiques. Il offre des stratégies pour aider les adolescents à naviguer avec succès entre leurs passions et les responsabilités scolaires.

La conclusion souligne que soutenir l'intérêt et la passion ne fait pas seulement des apprenants épanouis dans les salles de classe, mais crée également des individus curieux et motivés au-delà du contexte académique. Elle met en avant l'idée que ce chapitre vise à préparer des adolescents africains à une vie d'apprentissage continu, guidés par leurs intérêts et leurs passions.

Communication avec les Enseignants

La communication ouverte avec les enseignants est un élément clé de la réussite éducative. En tant que parents, maintenir des canaux de communication avec les enseignants nous permet de suivre le progrès de nos adolescents, de comprendre leurs besoins et de collaborer pour créer un environnement d'apprentissage favorable.

l'importance de la communication ouverte avec les enseignants comme un élément clé de la réussite éducative des adolescents africains. Il met en lumière comment maintenir des canaux de communication avec les enseignants permet aux parents de suivre le progrès de leurs adolescents, de comprendre leurs besoins et de collaborer pour créer un environnement d'apprentissage favorable.

La Communication comme Pilier de la Réussite Éducative

Le chapitre débute en présentant la communication comme un pilier essentiel de la réussite éducative. Il explore comment une communication ouverte peut renforcer la collaboration entre parents, enseignants et adolescents, contribuant ainsi à un parcours éducatif plus harmonieux.

Suivre le Progrès Académique

La communication avec les enseignants permet aux parents de suivre de près le progrès académique de leurs adolescents. Le chapitre examine comment les parents peuvent utiliser ces échanges pour comprendre les forces et les faiblesses de leurs adolescents, les guidant ainsi vers une réussite éducative optimale.

Comprendre les Besoins Éducatifs Individuels

En soulignant l'importance de comprendre les besoins éducatifs individuels, le chapitre explore comment les enseignants peuvent partager des informations cruciales sur la manière dont les adolescents apprennent le mieux, permettant ainsi aux parents de soutenir efficacement leur développement éducatif.

Collaboration pour un Environnement d'Apprentissage Favorable

La collaboration entre parents et enseignants est présentée comme un moyen de créer un environnement d'apprentissage favorable. Le chapitre offre des conseils sur la manière dont les parents peuvent travailler en tandem avec les enseignants pour résoudre les défis, renforcer les compétences académiques et favoriser un engagement continu.

Ouverture aux Conseils et aux Recommandations

La communication ouverte inclut l'ouverture aux conseils et aux recommandations des enseignants. Le chapitre explore comment les parents peuvent bénéficier des insights des enseignants pour soutenir le développement académique et personnel de leurs adolescents.

Conclusion : Partenariat pour la Réussite Éducative

La conclusion souligne que la communication avec les enseignants n'est pas simplement un échange d'informations, mais plutôt un partenariat visant la réussite éducative. Elle met en avant l'idée que ce chapitre cherche à préparer les parents africains à jouer un rôle actif dans la collaboration avec les enseignants, créant ainsi une base solide pour le succès éducatif de leurs adolescents.

Équilibre Entre Études et Loisirs

Un équilibre sain entre les études et les loisirs est essentiel pour le bien-être de nos adolescents. En les encourageant à prendre des pauses, à participer à des activités récréatives et à entretenir des relations sociales, nous les aidons à maintenir une perspective équilibrée sur leur éducation. Un esprit reposé est plus réceptif à l'apprentissage et à la croissance.

Si ce point était une histoire on l'a raconterai ainsi :

Il était une fois, dans la vie trépidante de nos adolescents, une quête pour trouver l'équilibre entre les études et les loisirs. Dans ce récit, nous découvrons l'importance d'encourager nos jeunes à naviguer entre les manuels scolaires et les moments de détente, à participer à des activités récréatives et à cultiver des amitiés.

Nos héros, les adolescents, se retrouvent souvent plongés dans le monde des études, où les devoirs et les examens semblent régner en maîtres. Cependant, ils découvrent rapidement que l'équilibre est la clé d'une vie éducative épanouissante.

Les sages parents, conscients des défis de leurs jeunes aventuriers, les guident sur le chemin sinueux de la vie équilibrée. "Prenez des pauses", conseillent-ils avec bienveillance. "Accordez-vous des moments de répit, où les rires et les sourires peuvent chasser le stress des manuels."

Nos adolescents, animés d'une nouvelle compréhension, commencent à intégrer des activités récréatives dans leur quête éducative. Les terrains de jeux deviennent leurs champs d'exploration, les instruments de musique leurs compagnons de voyage. Les parents encouragent ces escapades joyeuses, comprenant que l'épanouissement ne se limite pas aux pages des livres.

L'histoire se transforme en une danse délicate entre les devoirs et les jeux, entre les examens et les rires partagés. Les adolescents tissent des liens forts avec leurs pairs, découvrant que les amitiés sont les trésors les plus précieux de cette aventure éducative.

Au fil du temps, nos héros réalisent que maintenir un équilibre sain n'est pas simplement une pause dans les études, mais une partie essentielle de leur croissance. Un esprit reposé devient plus réceptif à l'apprentissage, absorbant les leçons avec une clarté renouvelée.

Et ainsi se termine notre récit, où l'équilibre entre études et loisirs devient le fil d'or qui tisse la trame d'une éducation épanouissante. Les adolescents, armés de cette sagesse, poursuivent leur quête avec confiance, prêts à affronter les défis académiques tout en savourant la richesse des moments récréatifs qui colorent leur voyage éducatif.

Au sein de cette histoire, émerge une série de leçons précieuses qui résonnent dans le cœur de tout parent guidant un adolescent à travers les méandres de l'éducation et des loisirs.

1. L'Équilibre comme Clé de la Réussite : L'histoire souligne l'importance cruciale de maintenir un équilibre entre les études et les loisirs. Cet équilibre, bien qu'apparemment délicat, devient la clé de la réussite éducative et du bien-être global des adolescents.

2. Les pauses comme Nécessité : Les moments de détente, les pauses dans le rythme effréné des études, sont présentés comme une nécessité. Ces pauses offrent aux adolescents l'opportunité de recharger leurs

batteries mentales, favorisant une meilleure réceptivité
à l'apprentissage.

3. L'Exploration dans les Loisirs : L'histoire encourage
l'exploration dans les loisirs. Les adolescents découvrent
que les activités récréatives ne sont pas seulement des
divertissements, mais des terrains d'exploration qui
enrichissent leur compréhension du monde et d'eux-
mêmes.

4. Les Relations comme Trésors : Les amitiés et les
relations sociales sont présentées comme des trésors
inestimables. Ces liens deviennent des sources de
soutien émotionnel et d'enrichissement personnel,
ajoutant une dimension précieuse à l'expérience
éducative.

5. La Clarté par le Repos : L'histoire souligne que l'esprit
reposé est plus apte à l'apprentissage. En intégrant des
moments de détente, les adolescents découvrent que la
clarté mentale devient une alliée puissante dans la
compréhension et la rétention des connaissances.

6. La Croissance à travers l'Équilibre : L'équilibre entre
les études et les loisirs devient un catalyseur de
croissance. Les adolescents apprennent que la vie
équilibrée les prépare à affronter les défis académiques
avec résilience tout en nourrissant leur être intérieur.

7. La Confiance dans le Parcours : En fin de compte, l'histoire enseigne la confiance dans le parcours éducatif. Trouver l'équilibre n'est pas un acte ponctuel mais un voyage continu. Les parents, en guidant leurs adolescents à travers ces expériences, renforcent la confiance en la richesse du processus éducatif dans son ensemble.

Ainsi, cette histoire offre une toile tissée de leçons, un guide doux pour les parents et les adolescents qui aspirent à équilibrer la rigueur académique avec la joie des loisirs, façonnant ainsi un parcours éducatif qui honore la croissance holistique.

Encourager l'Autonomie Académique

L'autonomie académique est une compétence essentielle pour les adolescents. En les guidant pour qu'ils prennent des décisions éclairées sur leurs études, nous les aidons à développer la responsabilité et la confiance en leurs capacités. Encourager la planification individuelle, la gestion du temps et la recherche d'aide en cas de besoin renforce leur autonomie et leur prépare des bases solides pour l'avenir.

Aider les adolescents à cultiver leur autonomie académique est un investissement précieux dans leur développement. Voici quelques conseils pratiques pour guider les adolescents vers cette autonomie c'est :

1. Encourager la Prise de Décisions Éclairées :

   - Impliquez-les dans la prise de décisions concernant leur parcours académique. Discutez des options de cours, des objectifs à court et à long terme, et encouragez-les à réfléchir sur leurs préférences.

2. Fournir des Ressources d'Auto-Apprentissage :

   - Aidez-les à identifier des ressources d'auto-apprentissage, telles que des livres, des cours en ligne ou des tutoriels, pour développer des compétences indépendantes.

3. Guider la Planification Individuelle :

   - Apprenez-leur à élaborer des plans d'étude individuels. Cela peut inclure la définition d'objectifs hebdomadaires, la répartition des tâches et la création d'un calendrier pour gérer les devoirs et les projets.

4. Enseigner la Gestion du Temps :

   - La gestion du temps est cruciale. Aidez-les à comprendre comment organiser efficacement leur journée, en tenant compte des études, des loisirs et du sommeil.

5. Favoriser la Recherche d'Aide :

- Apprenez-leur à reconnaître quand ils ont besoin d'aide et où la trouver. Cela peut inclure des discussions avec les enseignants, la participation à des groupes d'étude, ou même l'accès à des ressources en ligne.

6. Encourager la Rétroaction Constructive :

   - Favorisez une culture de rétroaction constructive. Encouragez-les à évaluer régulièrement leurs progrès, à identifier ce qui fonctionne bien et à ajuster leur approche en conséquence.

7. Renforcer la Confiance en Soi :

   - Célébrez leurs réussites et soulignez leurs capacités à prendre des décisions autonomes. Cela renforce leur confiance en eux-mêmes et les encourage à continuer à être acteurs de leur propre éducation.

8. Modéliser l'Autonomie :

   - Montrez-leur comment vous-même, en tant qu'adulte, continuez à apprendre et à prendre des décisions éclairées. Cela crée un modèle positif et les incite à considérer l'apprentissage comme un processus continu.

En encourageant l'autonomie académique, vous équipez les adolescents avec des compétences qui vont bien au-delà des salles de classe, les préparant à naviguer avec confiance dans les défis académiques et à bâtir un avenir fondé sur la responsabilité et la réussite personnelle.

Valoriser l'Apprentissage Pratique

L'apprentissage ne se limite pas aux manuels scolaires. Les expériences pratiques, les voyages et les opportunités de bénévolat peuvent enrichir la perspective éducative de nos adolescents. En les exposant à une variété d'expériences, nous élargissons leurs horizons et les aidons à développer des compétences essentielles telles que la résolution de problèmes et la prise d'initiative.

Encourager l'apprentissage pratique chez les adolescents est un moyen puissant d'élargir leurs horizons et de développer des compétences essentielles. Voici comment valoriser cette forme d'apprentissage :

1. Encourager l'Exploration Active :

   - Stimulez leur curiosité en encourageant l'exploration active. Visites éducatives, musées, ateliers pratiques – ces expériences offrent des occasions uniques d'apprendre par l'expérience.

2. Favoriser l'Engagement dans des Projets Pratiques :

   - Encouragez la participation à des projets concrets. Cela pourrait inclure des projets de recherche, des initiatives de bénévolat ou même des activités artistiques qui leur permettent d'appliquer leurs connaissances de manière créative.

3. Intégrer l'Apprentissage dans la Vie Quotidienne :

   - Montrez-leur comment l'apprentissage est une partie intégrante de la vie quotidienne. Impliquez-les dans des tâches telles que la cuisine, le jardinage ou la réparation, où ils peuvent acquérir des compétences pratiques tout en apprenant.

4. Encourager le Bénévolat et l'Engagement Communautaire :

   - Le bénévolat offre des leçons inestimables. Encouragez-les à s'impliquer dans des projets communautaires, où ils peuvent mettre en pratique leurs compétences tout en contribuant positivement à la société.

5. Expliquer les Applications Pratiques des Concepts Étudiés :

   - Reliez ce qu'ils apprennent en classe à des applications réelles. Expliquez comment les concepts théoriques trouvent leur place dans le monde réel, renforçant ainsi la pertinence de l'apprentissage.

6. Soutenir les Passions et les Intérêts Personnels :

- Identifiez et soutenez leurs passions individuelles.
Que ce soit la musique, le sport, les arts ou les sciences,
les apprentissages pratiques dans ces domaines
renforcent la motivation intrinsèque.

7. Favoriser l'Esprit Critique et la Résolution de
Problèmes :

- Les expériences pratiques favorisent l'esprit critique.
Encouragez-les à résoudre des problèmes réels, à
prendre des initiatives et à appliquer leurs
connaissances de manière autonome.

8. Encourager les Voyages Éducatifs :

- Les voyages offrent une éducation par l'expérience. Si
possible, encouragez les voyages éducatifs qui
permettent aux adolescents de découvrir différentes
cultures, histoires et perspectives.

En valorisant l'apprentissage pratique, vous transformez
l'éducation en une aventure vivante, nourrissant la
passion pour l'apprentissage continu et préparant les
adolescents à exceller dans un monde où la prise
d'initiative et la résolution de problèmes sont des
compétences clés.

Encadrer les Choix Éducatifs

À mesure que nos adolescents progressent dans leur parcours éducatif, ils sont confrontés à des choix importants concernant les matières d'études et les carrières potentielles. En les aidant à explorer leurs intérêts, à comprendre leurs forces et à envisager leurs passions, nous les soutenons dans la prise de décisions éclairées. Notre rôle de guide est essentiel pour les aider à choisir un chemin qui résonne avec leurs aspirations.

Encadrer les choix éducatifs des adolescents nécessite une approche réfléchie et une exploration active de leurs intérêts. Voici des exemples pratiques pour aider à guider vos adolescents dans leurs décisions éducatives :

1. Explorer les Intérêts :

   - Encouragez-les à participer à des activités parascolaires variées pour explorer leurs intérêts. S'ils montrent un intérêt particulier pour la science, par exemple, les clubs de science ou les stages peuvent approfondir leur compréhension.

2. Identifer les Forces et les Talents :

   - Travaillez avec eux pour identifier leurs forces et talents. Un adolescent doué pour les langues pourrait envisager des options liées à la linguistique, à la traduction ou aux relations internationales.

3. Discuter des Passions et des Rêves :

- Organisez des discussions ouvertes sur leurs passions et rêves. S'ils expriment un amour pour la nature, cela pourrait les orienter vers des domaines tels que l'écologie, la biologie ou la conservation.

4. Rencontrer des Professionnels :

- Organisez des rencontres avec des professionnels de différents domaines. Les adolescents peuvent ainsi obtenir des informations de première main sur les réalités de différentes carrières.

5. Participer à des Stages :

- Facilitez leur participation à des stages dans des entreprises ou des organisations pertinentes. Cela leur donne un aperçu pratique du quotidien dans certaines professions.

6. Utiliser des Ressources en Ligne :

- Explorez des ressources en ligne telles que des quiz d'orientation professionnelle, des plateformes d'apprentissage en ligne pour découvrir de nouveaux domaines, ou des forums où des professionnels partagent leurs expériences.

7. Encourager la Flexibilité :

- Soulignez l'importance de la flexibilité. Les adolescents peuvent changer d'avis au fil du temps, et il est normal d'ajuster leurs choix en fonction de nouvelles découvertes et expériences.

8. Mettre en Évidence l'Équilibre Entre Passion et Pragmatisme :

   - Aidez-les à trouver un équilibre entre passion et pragmatisme. Par exemple, s'ils sont passionnés par les arts, explorez des domaines qui combinent créativité et stabilité professionnelle, comme le design graphique.

9. Utiliser les Ressources du Système Éducatif :

   - Faites appel aux conseillers d'orientation scolaire. Ils sont formés pour guider les adolescents dans leurs choix éducatifs et professionnels.

10. Impliquer les Réseaux Professionnels :

   - Si possible, utilisez vos propres réseaux professionnels pour introduire vos adolescents à des mentors ou à des professionnels qui peuvent partager leurs expériences.

Encadrer les choix éducatifs implique de créer un environnement où les adolescents peuvent explorer, apprendre de manière pratique et prendre des décisions informées sur leur avenir académique et professionnel.

La Valeur de l'Éducation Équilibrée

L'éducation équilibrée va au-delà des résultats académiques. Elle englobe le développement de compétences sociales, émotionnelles et personnelles. En encourageant nos adolescents à participer à des activités sportives, artistiques et sociales, nous les aidons à cultiver un ensemble de compétences diversifié qui contribuera à leur réussite globale dans la vie.
La Valeur de l'Éducation Équilibrée : Des Anecdotes Éclairantes

L'histoire de Tariq illustre parfaitement la valeur d'une éducation équilibrée. Tariq était un adolescent passionné de sciences, passant la majorité de son temps à étudier et à se préparer pour des compétitions académiques. Cependant, ses parents ont remarqué qu'il manquait d'interaction sociale et d'équilibre émotionnel.

Inquiets pour son bien-être global, ils l'ont encouragé à rejoindre un club de débat à l'école. Au début, Tariq hésitait, se sentant plus à l'aise avec les chiffres que les mots. Cependant, après quelques séances, il a découvert une passion pour l'art oratoire et a commencé à participer activement aux compétitions de débat.

Non seulement cela a renforcé ses compétences de communication, mais cela a également élargi son cercle social. Tariq a appris à comprendre les perspectives différentes, un atout précieux dans sa croissance personnelle.

L'histoire de Malik offre une perspective différente. Malik excellait dans les arts visuels, mais ses résultats académiques étaient en déclin. Ses parents ont pris une approche équilibrée en l'encourageant à participer à des programmes artistiques tout en mettant en place un plan d'études structuré.

Les activités artistiques ont stimulé sa créativité et sa confiance en soi. En parallèle, le soutien académique l'a aidé à renforcer ses compétences dans les matières traditionnelles. Aujourd'hui, Malik est un artiste accompli qui combine sa passion avec une compréhension approfondie des sujets académiques.

Ces anecdotes illustrent que l'éducation équilibrée n'est pas un compromis, mais une opportunité d'enrichir la vie des adolescents. Elle offre des avantages tangibles, façonnant des individus non seulement compétents sur le plan académique, mais aussi émotionnellement intelligents, socialement compétents, et prêts à affronter les défis de manière holistique.

Faire Face aux Échecs avec Résilience

L'échec fait partie intégrante du parcours éducatif. En tant que parents, nous pouvons enseigner à nos adolescents comment gérer les échecs avec résilience et apprendre des revers. L'échec n'est pas une fin en soi, mais une opportunité d'apprentissage. En développant leur capacité à surmonter les obstacles, nous renforçons leur confiance en eux et leur détermination.

Transformez les Défis en Opportunités

Lorsque nos adolescents font face à l'échec, c'est une chance de les guider vers une résilience qui les prépare pour les défis futurs. L'échec n'est pas un point final, mais plutôt une virgule dans leur histoire éducative. Voici pourquoi embrasser l'échec peut être une voie vers la croissance et la réussite.

1. Transformer les Déceptions en Opportunités d'Apprentissage :

L'échec offre une leçon inestimable. Plutôt que de le considérer comme un revers, encouragez-les à réfléchir sur ce qui n'a pas fonctionné et comment ils peuvent s'améliorer. Chaque échec est une brique supplémentaire dans la construction de la sagesse.

2. Cultiver la Résilience face à l'Adversité :

La résilience n'est pas seulement la capacité à rebondir, mais aussi à grandir. Racontez-leur des histoires de personnes célèbres ou de personnes de votre entourage qui ont surmonté des échecs pour atteindre le succès. Cela nourrit l'idée que l'échec est une étape normale vers le succès.

3. Encourager la Persévérance :

La persévérance est la clé pour surmonter l'échec. Montrez-leur que la route vers le succès est rarement linéaire. Des figures emblématiques de l'histoire ont souvent rencontré des revers, mais c'est leur détermination qui a fait la différence.

4. Redéfinir le Succès :

Aidez-les à redéfinir le succès. Ce n'est pas seulement une liste de réalisations, mais aussi le processus d'apprentissage continu. En embrassant l'idée que le succès comprend des hauts et des bas, ils peuvent mieux faire face aux échecs.

5. Célébrer les Efforts, Pas Seulement les Résultats :

Encouragez l'effort. Lorsqu'ils mettent tout en œuvre, même si le résultat n'est pas celui escompté, célébrez leurs efforts. Cela renforce une mentalité axée sur le processus plutôt que sur le résultat.

6. Établir des Objectifs Réalistes :

Aidez-les à définir des objectifs réalistes. Comprendre leurs capacités actuelles et travailler progressivement vers des objectifs plus ambitieux crée un chemin vers le succès durable.

7. Enseigner l'Autocompassion :

L'autocompassion est cruciale. Apprendre à se traiter avec gentillesse lors des échecs favorise une attitude positive envers l'apprentissage et la croissance.

En faisant face à l'échec avec résilience, nos adolescents ne voient pas simplement des obstacles, mais des occasions de grandir. En tant que parents, nous avons le pouvoir de les guider vers une mentalité qui transforme les échecs en tremplins vers un avenir plus fort et plus épanouissant.

Célébrer les Réussites

Chaque étape de réussite, quelle qu'elle soit, mérite d'être célébrée. En reconnaissant et en célébrant les réalisations de nos adolescents, nous renforçons leur motivation intrinsèque et leur sentiment d'accomplissement. Cela les incite à continuer de travailler dur et de poursuivre leurs objectifs éducatifs avec enthousiasme.

En encourageant la réussite éducative de nos adolescents, nous les dotons des compétences et des outils nécessaires pour construire un avenir brillant.

Ce chapitre nous guide pour créer un environnement d'apprentissage qui nourrit leur curiosité, développe leur confiance et les prépare à relever les défis de l'avenir avec détermination.

En soutenant nos adolescents dans leur parcours scolaire, nous les préparons à un avenir éducatif prometteur tout en les aidant à cultiver des compétences et des qualités qui les serviront dans leur vie. Ce chapitre nous guide dans la création d'un environnement où l'éducation est un voyage de découverte, de croissance et de développement personnel.

Chaque étape de réussite, quelle qu'elle soit, mérite d'être célébrée. En reconnaissant et en célébrant les réalisations de nos adolescents, nous renforçons leur motivation intrinsèque et leur sentiment d'accomplissement. Cela les incite à continuer de travailler dur et de poursuivre leurs objectifs éducatifs avec enthousiasme.

En encourageant la réussite éducative de nos adolescents, nous les dotons des compétences et des outils nécessaires pour construire un avenir brillant. Ce chapitre nous guide pour créer un environnement d'apprentissage qui nourrit leur curiosité, développe leur confiance et les prépare à relever les défis de l'avenir avec détermination.

En soutenant nos adolescents dans leur parcours scolaire, nous les préparons à un avenir éducatif prometteur tout en les aidant à cultiver des compétences et des qualités qui les serviront dans leur vie. Ce chapitre nous guide dans la création d'un environnement où l'éducation est un voyage de découverte, de croissance et de développement personnel.

À la maison, les parents jouent un rôle essentiel dans le soutien de la réussite éducative de leurs adolescents. Voici quelques conseils sur ce que les parents peuvent faire pour encourager et célébrer les succès éducatifs à la maison :

1. Créer un Environnement Favorable :
   - Établissez une atmosphère à la maison qui favorise l'apprentissage. Un espace calme et bien éclairé dédié aux études peut être bénéfique.
   - Encouragez une routine quotidienne qui inclut du temps dédié aux devoirs et à l'étude.

2. Reconnaître les Efforts :
   - Valorisez les efforts de vos adolescents. Félicitez-les pour leur engagement, leur persévérance et leur dévouement envers leurs études.
   - Célébrez les petites victoires. Que ce soit une amélioration dans une matière spécifique ou la réalisation d'un projet, chaque étape compte.

3. Encourager la Curiosité et l'Exploration :
  - Stimulez la curiosité en fournissant des ressources éducatives variées à la maison, comme des livres, des documentaires et des activités éducatives.
  - Soutenez l'exploration des passions de vos adolescents en les encourageant à poursuivre des activités parascolaires ou des projets créatifs.

4. Impliquer la Famille :
  - Créez un soutien familial en impliquant toute la famille dans la reconnaissance des succès éducatifs. Organisez des discussions sur les réalisations de chacun et encouragez le partage.
  - Planifiez des moments spéciaux, comme des repas en famille ou des sorties, pour célébrer ensemble les réussites éducatives.

5. Établir des Objectifs Familiaux :
  - Collaborez avec vos adolescents pour définir des objectifs éducatifs familiaux. Cela peut inclure des objectifs académiques, mais aussi des objectifs liés au développement personnel.
  - Suivez les progrès et célébrez lorsque les objectifs familiaux sont atteints.

6. Favoriser un Dialogue Ouvert :
  - Créez un espace où vos adolescents se sentent à l'aise de partager leurs succès et leurs préoccupations académiques.

- Encouragez les discussions sur les leçons apprises, les défis surmontés et les projets réalisés.

7. Établir des Traditions de Célébration :
   - Créez des traditions de célébration éducative, comme une soirée spéciale dédiée aux réussites académiques ou la création d'un tableau d'honneur à la maison.
   - Faites de ces moments de célébration des occasions spéciales pour renforcer les liens familiaux.

En encourageant un environnement positif et en célébrant les succès éducatifs à la maison, les parents contribuent significativement à l'épanouissement éducatif de leurs adolescents. La reconnaissance et le soutien à la maison renforcent la confiance en soi et créent une base solide pour la réussite éducative continue.

CHAPITRE 6 : LES AMIS ET LES PAIRS : LES INFLUENTS INCONTOURNABLES

Exploration approfondie des relations interpersonnelles

Dans ce captivant chapitre, nous plongeons au cœur du rôle crucial que jouent les amis et les pairs dans la vie des adolescents congolais. En mettant en lumière l'impact significatif de ces relations sur leur croissance émotionnelle, nous soulignons l'importance de favoriser des liens sains et positifs. Les parents sont invités à prendre conscience de l'influence profonde que les amitiés peuvent exercer sur le développement de la personnalité de leurs enfants.

Nous explorons différentes dynamiques sociales, de l'amitié proche à l'influence des pairs, en mettant en évidence comment ces relations peuvent façonner les choix, les valeurs et la perception de soi des adolescents. Des témoignages poignants de jeunes congolais enrichissent ce chapitre en offrant un aperçu vivant de leurs expériences et en soulignant l'importance d'une communication ouverte entre parents et adolescents.

Défis des nouvelles technologies : Naviguer dans le monde numérique

Une section cruciale de ce chapitre est consacrée aux défis que posent les nouvelles technologies dans ce monde numérique en constante évolution. Nous fournissons des conseils pratiques sur la gestion des médias sociaux et la promotion d'une utilisation responsable des technologies. Les parents congolais sont équipés d'outils essentiels pour guider leurs adolescents à travers le paysage numérique complexe tout en préservant leur bien-être émotionnel.

En mettant en évidence les risques potentiels liés à une utilisation excessive des médias sociaux et à l'exposition à des contenus inappropriés, nous encourageons les parents à établir des limites saines et à encourager des activités hors ligne. Des exemples concrets et des témoignages d'experts en technologie soulignent l'importance de l'éducation numérique et de la communication ouverte pour renforcer la résilience face aux défis en ligne.

Santé mentale et bien-être : Un sujet délicat

La santé mentale des adolescents congolais est abordée avec délicatesse, mettant en lumière l'importance de la sensibilisation et des ressources disponibles. Nous explorons les pressions sociales, académiques et familiales qui peuvent affecter la santé mentale des adolescents, tout en soulignant la nécessité d'un dialogue ouvert et dénué de stigmates autour de la santé mentale.

Les parents congolais sont encouragés à devenir des alliés attentifs dans le soutien de la santé mentale de leurs enfants, créant ainsi un environnement propice à l'épanouissement personnel. Des conseils pratiques, des ressources locales en santé mentale et des témoignages inspirants d'individus ayant surmonté des défis mentaux contribuent à déconstruire les tabous associés à la santé mentale, encourageant une approche bienveillante et compréhensive.

Conclusion du chapitre : Construire des fondations solides pour l'avenir

En conclusion, ce chapitre souligne l'importance cruciale des relations interpersonnelles, de la gestion responsable des technologies et du soutien à la santé mentale pour les adolescents congolais. Les parents sont invités à jouer un rôle actif dans la vie de leurs enfants, en favorisant des relations saines, en éduquant sur les risques numériques et en créant un espace sécurisé pour discuter ouvertement de la santé mentale. En construisant ces fondations solides, les adolescents sont mieux équipés pour naviguer avec confiance à travers les défis de l'adolescence et pour construire un avenir épanouissant.

CHAPITRE 7 : LES DÉFIS DES NOUVELLES TECHNOLOGIES

- Conseils sur la gestion de l'utilisation des médias sociaux, de la cyberintimidation et de la sécurité en ligne, tout en encourageant une utilisation responsable des technologies.

Bienvenue dans le septième chapitre de notre guide, où nous plongeons au cœur des défis des nouvelles technologies et explorons des moyens pratiques de guider nos adolescents à travers ce paysage numérique en constante évolution.

1. Gestion des Médias Sociaux :

Commençons par la gestion des médias sociaux, un aspect omniprésent de la vie des adolescents. Nous abordons des stratégies concrètes pour les parents, mettant l'accent sur une utilisation saine et équilibrée. Explorez avec moi des conseils pratiques pour reconnaître les signaux d'une utilisation excessive, encouragez des conversations ouvertes sur les expériences en ligne, et apprenez à prévenir les risques tels que la dépendance et la cyberintimidation.

2. Cybersécurité et Prévention de la Cyberintimidation :

Plongeons ensuite dans le domaine crucial de la cybersécurité. Ensemble, nous explorerons des conseils pour protéger l'identité en ligne de nos adolescents. Découvrez des outils pratiques pour éduquer vos adolescents sur les risques potentiels, encouragez des habitudes en ligne sécurisées et apprenez à créer un environnement numérique sûr, exempt de menaces de cyberintimidation.

3. Équilibre Entre Vie en Ligne et Hors Ligne :

L'équilibre est essentiel. Nous discuterons de l'importance d'une vie équilibrée entre le monde en ligne et hors ligne. Ensemble, trouvons des moyens pratiques d'encourager nos adolescents à s'engager dans des activités enrichissantes en dehors du monde numérique. Apprenez à créer des routines saines et à maintenir des connexions significatives dans le monde réel.

Encourager une Utilisation Responsable :

1. Éducation Numérique :

Plongeons dans l'éducation numérique. Je partagerai des stratégies pour éduquer vos adolescents sur les aspects positifs et négatifs de la technologie. Découvrez des moyens de favoriser une compréhension éclairée, renforçant ainsi la capacité de vos adolescents à prendre des décisions responsables en ligne.

2. Encouragement de la Créativité en Ligne :

Explorons ensemble des idées pour encourager la créativité en ligne de manière positive. Découvrez des approches pour transformer l'utilisation des technologies en une expérience constructive. Ensemble, inspirons nos adolescents à utiliser la technologie comme un moyen d'expression artistique et créative.

3. Communication Ouverte sur les Technologies :

Enfin, soulignons l'importance d'une communication ouverte sur les technologies. Apprenez à créer un espace où vos adolescents se sentent à l'aise de partager leurs expériences numériques. Ensemble, explorons des moyens de guider nos adolescents à travers les défis spécifiques de la vie en ligne, avec empathie et compréhension.

Plongeons donc ensemble dans ce guide pratique du chapitre 7, armés de connaissances et d'outils pour naviguer avec succès dans le monde complexe des nouvelles technologies, offrant à nos adolescents une perspective éclairée et responsable sur le paysage numérique moderne.

CHAPITRE 8 : SANTÉ MENTALE ET BIEN-ÊTRE : PRENDRE SOIN DE NOS ADOLESCENTS

- Discussion sur la santé mentale des adolescents en Afrique, l'importance de la sensibilisation et des ressources disponibles pour soutenir leur bien-être.

1. Compréhension de la Santé Mentale :
  - Exploration Holistique : Plongeons dans une exploration approfondie de la santé mentale des adolescents, dépassant les stigmates et les préjugés. Comprendre la santé mentale de manière holistique permet aux parents d'appréhender les défis spécifiques que leurs adolescents peuvent rencontrer.

  - Déconstruction des Mythes : Démystifions les mythes courants entourant la santé mentale, favorisant ainsi une approche éclairée. Cela permet aux parents d'aborder la santé mentale de leurs adolescents avec une compréhension réaliste.

2. Signaux d'Alarme et Prévention :
  - Identification des Signaux : Ensemble, identifions les signaux d'alarme potentiels indiquant des problèmes émergents de santé mentale chez les adolescents. Il s'agit de rester attentif aux changements de comportement, d'humeur ou d'habitudes qui pourraient indiquer une détresse émotionnelle.

- Prévention Active : Partageons des conseils pratiques sur la prévention, soulignant l'importance de créer un environnement familial et social qui favorise la santé mentale. La prévention proactive est la clé pour soutenir nos adolescents avant que les problèmes ne s'aggravent.

3. Ressources Disponibles :
   - Professionnels de la Santé Mentale : Mettons en avant l'importance des professionnels de la santé mentale. Explorons les différentes ressources, des psychologues aux conseillers, et encourageons les parents à rechercher un soutien extérieur lorsque nécessaire.

   - Lignes d'Assistance et Programmes Communautaires : Informons sur les lignes d'assistance et les programmes communautaires dédiés à la santé mentale des adolescents. Ces ressources offrent un soutien supplémentaire et contribuent à créer un réseau de soutien solide.

Promotion du Bien-Être Émotionnel :

1. Gestion du Stress :
   - Stratégies de Gestion : Plongeons dans des stratégies pratiques pour aider les adolescents à gérer le stress. Cela inclut l'identification des déclencheurs de stress, l'enseignement de techniques de relaxation et la promotion d'activités apaisantes.

   - Renforcement de la Résilience : Soulignons
l'importance du renforcement de la résilience.
Encourageons les adolescents à développer des
compétences pour faire face aux défis, renforçant ainsi
leur capacité à surmonter les obstacles.

2. Équilibre entre Vie Numérique et Réelle :
   - Habitudes d'Utilisation Saine : Partageons des
conseils pratiques pour favoriser des habitudes
d'utilisation saine des médias sociaux et des
technologies. Cela contribue à maintenir un équilibre
sain entre la vie numérique et la réalité, prévenant ainsi
l'épuisement émotionnel lié à une exposition excessive
en ligne.

   - Communication Familiale : Soulignons l'importance
d'une communication ouverte au sein de la famille.
Créons un espace où les adolescents se sentent à l'aise
de partager leurs expériences émotionnelles,
contribuant ainsi à un soutien familial solide.

3. Éducation sur la Santé Mentale :
   - Dialogue Ouvert : Explorez des moyens de sensibiliser
les adolescents à la santé mentale. Encourageons un
dialogue ouvert et dépourvu de stigmates autour de ces
questions cruciales. L'éducation favorise la
compréhension mutuelle et renforce la capacité des
adolescents à rechercher de l'aide lorsque nécessaire.

- Normalisation des Conversations : Travaillons à la normalisation des conversations sur la santé mentale au sein de la famille et de la communauté. Cela contribue à créer un environnement où les adolescents se sentent soutenus et compris.

Message Central :
Au cœur de ce chapitre, le message essentiel est que prendre soin de la santé mentale des adolescents nécessite une approche proactive, compréhensive et ouverte. En cultivant un environnement qui encourage la compréhension, le dialogue et le soutien, les parents peuvent jouer un rôle crucial dans le bien-être émotionnel de leurs adolescents. Ce chapitre offre aux parents des outils pratiques pour naviguer avec succès à travers les défis de la santé mentale et du bien-être.

CHAPITRE 9 : SOUTENIR LES ADOLESCENTS EN SITUATION DE CRISE

- Des conseils spécifiques pour faire face aux situations de crise telles que la toxicomanie, la dépression, la violence ou d'autres problèmes rencontrés par les adolescents.

Bienvenue dans ce chapitre dédié à la gestion des crises chez les adolescents. Explorons en détail les conseils spécifiques pour aider les parents à soutenir leurs adolescents à travers des situations délicates telles que la toxicomanie, la dépression, la violence, et d'autres problèmes.

Identification des Situations de Crise :

1. Toxicomanie :
   - Compréhension des Signaux : Plongeons dans la compréhension des signaux d'alarme de la toxicomanie. Examions les changements de comportement, les relations sociales, et les performances scolaires comme indicateurs potentiels. Apprenons à identifier ces signes précoces.

   - Approche Proactive : Explorez des stratégies pour aborder la toxicomanie de manière proactive. Comment créer un espace ouvert pour la discussion, établir des limites claires, et encourager la recherche d'aide professionnelle si nécessaire.

2. Dépression :
   - Reconnaissance des Signes : Examinons les signes de dépression chez les adolescents. Mettons en lumière des changements dans les habitudes de sommeil, l'appétit, l'humeur, et la motivation. Encourageons les parents à aborder ces signaux avec sensibilité.

   - Soutien Émotionnel : Partageons des ressources et des conseils pour soutenir émotionnellement les adolescents en proie à la dépression. Discutons de l'importance d'une communication ouverte et du recours à des professionnels de la santé mentale.

3. Violence et Conflits :
   - Communication Saine : Abordons les problèmes de violence ou de conflits. Mettons en avant l'importance d'une communication saine pour résoudre les conflits, identifier les sources de tension, et encourager des solutions constructives.

   - Médiation et Soutien : Fournissons des conseils sur la médiation et le soutien en cas de conflits familiaux. Comment créer un environnement où les adolescents se sentent écoutés et soutenus pour résoudre les problèmes.

Stratégies de Soutien Spécifiques :

1. Intervention Précoce :

- Reconnaissance Précoce : Soulignons l'importance de la reconnaissance précoce des signes de crise. Offrons des conseils sur la vigilance parentale, l'écoute active, et la mise en œuvre rapide de mesures appropriées.

- Approche Calme : Explorons des approches calmes pour aborder la crise. Comment maintenir la communication ouverte tout en établissant des limites, et comment encourager la confiance entre parents et adolescents.

2. Ressources et Réseaux de Soutien :
   - Professionnels de la Santé : Mettons en avant le rôle crucial des professionnels de la santé mentale. Informons sur les psychologues, conseillers scolaires, et autres experts pouvant apporter un soutien spécialisé.

- Groupes de Soutien : Encourageons la recherche de groupes de soutien communautaires. Comment ces groupes peuvent offrir un espace sûr pour partager des expériences et obtenir des conseils pratiques.

Gestion des Situations d'Urgence :

1. Préparation aux Urgences :
   - Création de Plans Familiaux : Explorez la création de plans d'action familiaux pour les situations d'urgence. Mettons en avant l'importance de la préparation pour réagir de manière coordonnée et efficace.

- Soutien Psychologique : Soulignons l'importance d'un soutien psychologique continu. Comment maintenir une connexion émotionnelle avec les adolescents pendant et après la crise, favorisant ainsi leur rétablissement.

Message Central :

Au cœur de ce chapitre réside le message essentiel que, même dans les situations les plus difficiles, les parents peuvent jouer un rôle déterminant en fournissant un soutien spécifique et en guidant leurs adolescents à travers les crises. Ce chapitre offre des ressources et des conseils concrets pour aider les parents à rester forts et compatissants lorsque leurs adolescents font face à des situations de crise. Ensemble, plongeons dans ce guide pour soutenir nos adolescents avec sagesse et amour dans les moments les plus complexes de leur parcours.

CHAPITRE 10 : PRENDRE SOIN DE SOI EN TANT QUE PARENT

- L'importance de l'autosoins pour les parents, avec des conseils sur la gestion du stress, la recherche de soutien et la préservation de l'équilibre familial.

Bienvenue dans ce chapitre essentiel qui explore l'importance de l'autosoins pour les parents, offrant des conseils pratiques sur la gestion du stress, la recherche de soutien, et la préservation de l'équilibre familial dans le tumulte de l'adolescence.

Gestion du Stress Parental :

1. Identification des Sources de Stress :
   - Plongeons dans une réflexion profonde pour identifier spécifiquement les sources de stress parentales. Est-ce lié aux changements dans la vie de l'adolescent, aux pressions professionnelles, ou à d'autres facteurs? La compréhension de ces sources est le premier pas vers une gestion efficace.

2. Stratégies de Gestion du Stress :
   - Explorez des stratégies adaptées à la vie quotidienne pour gérer le stress parental. Cela peut inclure la pratique de la pleine conscience, l'intégration d'activités relaxantes dans la routine quotidienne, et le développement de techniques de relaxation.

Recherche de Soutien :

1. Importance du Réseau de Soutien :
  - Soulignons l'importance d'un réseau de soutien solide. Examinons comment les parents peuvent identifier les membres clés de leur réseau, tels que des amis, des membres de la famille, ou d'autres parents partageant des expériences similaires.

2. Communication ouverte :
  - Encourageons une communication ouverte au sein du cercle de soutien. Partageons des conseils sur la manière de communiquer ses besoins de manière transparente, de demander de l'aide lorsque nécessaire, et de créer un espace où les parents se sentent compris et soutenus.

Préservation de l'Équilibre Familial :

1. Temps en Famille de Qualité :
  - Mettons en avant l'importance de passer du temps de qualité en famille. Explorez des activités qui renforcent les liens familiaux, favorisent la communication, et créent une atmosphère de soutien mutuel.

2. Équilibre Travail-Vie Personnelle :
  - Explorez des stratégies concrètes pour maintenir un équilibre sain entre le travail et la vie personnelle. Cela peut inclure l'établissement de limites claires, la

délégation des responsabilités, et la reconnaissance de la nécessité de temps personnel pour recharger les batteries.

Message Central :

Au cœur de ce chapitre réside le message essentiel que prendre soin de soi en tant que parent est une condition préalable indispensable pour soutenir efficacement ses adolescents. En fournissant des conseils pratiques et réalistes pour la gestion du stress, la recherche de soutien, et la préservation de l'équilibre familial, ce chapitre offre aux parents des outils concrets pour naviguer avec succès à travers les défis de l'adolescence tout en préservant leur propre bien-être. Ensemble, plongeons dans cette exploration qui célèbre l'importance de l'autosoins pour les parents engagés dans le voyage de l'adolescence.

`CHAPITRE 11 : CONCLUSION

Naviguer Ensemble vers un Avenir Prometteur au Congo

En refermant ce guide essentiel, "Naviguer les Tempêtes : Guide pour les Parents en Afrique face aux Crises de l'Adolescence", nous sommes invités à réfléchir aux réalités spécifiques des adolescents au Congo. Dans ce coin vibrant de l'Afrique, les jeunes font face à des défis uniques, façonnés par leur histoire, leur culture et leur environnement. Cependant, en suivant les conseils éclairés de l'auteur Stell Balossa que je suis, parents, enseignants et adolescents peuvent ensemble bâtir des relations solides et promouvoir un avenir prometteur.

Je souligne l'importance cruciale de comprendre les bouleversements de l'adolescence, qu'ils soient d'ordre physique, émotionnel ou social. Dans un contexte congolais, où la richesse culturelle est profondément enracinée, il est primordial d'appréhender ces changements tout en intégrant les valeurs traditionnelles. La communication, présentée comme le pilier fondamental, devient un pont solide permettant aux parents de mieux comprendre leurs adolescents et d'établir un dialogue ouvert et respectueux.

Le maintien d'un équilibre délicat entre culture et identité est également mis en avant, offrant des stratégies pour aider les adolescents à naviguer entre les influences de leur héritage culturel et les pressions extérieures. Cette équilibre, crucial au Congo, contribue à renforcer la confiance et la résilience des adolescents.

Les enjeux scolaires, souvent considérés comme un élément clé dans la vie des adolescents, sont abordés avec des conseils pratiques pour soutenir leur parcours éducatif. Dans un contexte où l'accès à une éducation de qualité est essentiel, les parents congolais trouveront des orientations précieuses pour encourager la réussite éducative de leurs enfants.

GLOSAIRE

1. Adolescence : Période de transition entre l'enfance et l'âge adulte, caractérisée par des changements physiques, émotionnels et sociaux.

2. Communication Active : Méthode de communication favorisant l'écoute attentive, la compréhension mutuelle et l'échange respectueux.

3. Culture Africaine : Ensemble des valeurs, traditions et coutumes spécifiques aux différentes cultures présentes sur le continent africain.

4. Équilibre Culturel : Maintien d'un juste équilibre entre les influences de la culture africaine et les pressions extérieures pendant l'adolescence.

5. Éducation Équilibrée : Encouragement d'un parcours scolaire équilibré, prenant en compte le bien-être émotionnel et mental des adolescents.

6. Relations Positives : Interactions saines et constructives entre adolescents et leurs amis, pairs, parents et enseignants.

7. Technologies Numériques : Ensemble des technologies liées à l'informatique, à l'internet et aux médias sociaux.

8. Santé Mentale : État de bien-être mental, englobant la gestion des émotions, la résilience et la conscience de soi.

9. Soutien en Situation de Crise : Mesures et conseils spécifiques pour aider les adolescents confrontés à des problèmes tels que la toxicomanie, la dépression ou la violence.

10. Autosoins : Pratiques visant à prendre soin de sa propre santé mentale et physique en tant que parent.

11. Résilience : Capacité à faire face aux difficultés, à rebondir après des épreuves et à s'adapter positivement aux changements.

12. Épanouissement Personnel : Processus de développement personnel conduisant à une vie satisfaisante et équilibrée.

13. Congo : République du Congo, pays d'Afrique centrale, avec une richesse culturelle et une diversité ethnique.

14. Relations Familiales et Communautaires : Interactions et liens au sein de la famille et de la communauté, soulignant l'importance du soutien social.

15. Espoir et Encouragement : Sentiment positif et motivation nécessaire pour surmonter les défis de l'adolescence et bâtir un avenir prometteur.

16. Transition Adolescente : Période de changements physiques, psychologiques et émotionnels marquants lors de la progression de l'enfance à l'âge adulte.

17. Changements Physiques : Transformations corporelles telles que la croissance, la puberté et les modifications hormonales propres à l'adolescence.

18. Changements Émotionnels : Évolutions dans les sentiments et les émotions des adolescents, souvent caractérisées par une quête d'identité et d'autonomie.

19. Changements Sociaux : Évolutions dans les relations interpersonnelles, familiales et communautaires pendant l'adolescence.

20. Dialogue Ouvert et Respectueux : Communication basée sur l'ouverture, la compréhension mutuelle et le respect réciproque entre parents et adolescents.

21. Valeurs Traditionnelles : Principes culturels et moraux transmis de génération en génération, formant la base des sociétés congolaises.

22. Bien-Être Émotionnel : Équilibre émotionnel, incluant la gestion du stress et la promotion de la santé mentale.

23. Éducation de Qualité : Accès à un enseignement satisfaisant les normes éducatives, favorisant le développement global des adolescents.

24. Cercle Social Favorable : Réseau d'amis, de pairs et de mentors positifs contribuant au bien-être social des adolescents.

25. Landscape Numérique Complex : Environnement numérique en constante évolution, englobant les médias sociaux, la cyberintimidation et d'autres aspects liés à la technologie.

26. Soutien à la Santé Mentale : Ressources et efforts visant à aider les adolescents confrontés à des défis psychologiques.

27. Ressources Disponibles : Outils et services accessibles pour soutenir le bien-être mental et émotionnel des adolescents congolais.

28. Toxicomanie : Dépendance à des substances nocives, avec des conseils spécifiques pour aborder cette problématique chez les adolescents.

29. Violence et Conflits : Situations de confrontation physique ou émotionnelle, avec des stratégies pour y faire face et les prévenir.

30. Promotion de l'Équilibre Familial : Encouragement de pratiques et de comportements favorisant une dynamique familiale saine et équilibrée.

31. République Démocratique du Congo (RDC) : Pays d'Afrique centrale, riche en diversité culturelle et ethnique, souvent appelé le Congo, avec Kinshasa comme capitale.

32. Diversité Ethnique : Variété des groupes ethniques présents en République Démocratique du Congo, contribuant à la richesse culturelle du pays.

33. Environnement Communautaire : Interactions et relations au sein des communautés locales, soulignant l'importance du soutien social à l'échelle communautaire.

34. Responsabilité Parentale : Engagement des parents dans l'éducation et le bien-être global de leurs enfants, soulignant le rôle crucial des parents dans la vie des adolescents.

35. Encouragement de la Curiosité Culturelle : Promotion de la découverte et de la compréhension des différentes cultures présentes en République Démocratique du Congo.

36. Rôle des Enseignants : Influence et responsabilités des enseignants dans le développement éducatif et personnel des adolescents congolais.

37. Influence Positive des Pairs : Impact constructif des amitiés et des relations avec les pairs sur le développement des adolescents.

38. Gestion du Stress lié aux Études : Techniques et conseils pour aider les adolescents à faire face au stress associé à leur parcours académique.

39. Utilisation Responsable des Technologies : Pratiques favorisant une utilisation éthique et équilibrée des médias sociaux et des technologies numériques.

40. Navigation des Crises Familiales : Conseils spécifiques pour aider les familles congolaises à faire face à des défis tels que les conflits familiaux et les tensions intergénérationnelles.

41. Équilibre entre Individu et Communauté : Promotion d'une identité individuelle épanouissante tout en respectant les valeurs communautaires congolaises.

42. Respect des Traditions Orales : Préservation et transmission des connaissances et des histoires à travers les traditions orales, renforçant ainsi l'identité culturelle.

43. Empowerment des Adolescents : Renforcement de la confiance et de la capacité des adolescents à prendre des décisions éclairées et positives.

44. Développement de Compétences Sociales : Acquisition d'aptitudes favorisant des relations interpersonnelles saines et durables.

45. Vision d'Avenir Collaborative : Encouragement de la collaboration entre parents, enseignants, adolescents et communautés pour façonner un avenir positif.

Ce glossaire exhaustif a pour objectif d'offrir une compréhension approfondie des termes clés du guide de Stell Balossa, adaptés à la réalité congolaise, afin d'enrichir la lecture et de faciliter l'application des conseils donnés dans le contexte local.

LEXIQUE

Brassage temporel : Le mélange harmonieux des traditions ancestrales et des influences contemporaines dans le contexte de l'adolescence africaine, créant une dynamique unique.

Résilience culturelle : La capacité des adolescents à s'adapter et à prospérer malgré les défis culturels spécifiques, en s'appuyant sur la force de leur identité culturelle.

Diversité ethnique : La riche variété de groupes ethniques présents en Afrique, chacun apportant ses propres coutumes, langues et perspectives à l'expérience de l'adolescence.

Soutien familial inébranlable : La pierre angulaire de la stabilité émotionnelle pour les adolescents, provenant de l'amour et de l'encouragement constants de la famille.

Compréhension intergénérationnelle : La clé pour naviguer avec succès les tempêtes de l'adolescence, en établissant des ponts entre les générations et en partageant la sagesse héritée.

Ce lexique vise à enrichir votre compréhension des concepts clés abordés dans ce guide, vous permettant ainsi de plonger plus profondément dans les nuances culturelles et sociales qui façonnent le parcours de l'adolescence en Afrique.

BIBLIOGRAPHIE

La rédaction de "Naviguer les Tempêtes : Guide pour les Parents en Afrique face aux Crises de l'Adolescence" a été nourrie par une exploration approfondie de diverses sources, allant des témoignages personnels aux travaux académiques. Les ouvrages suivants ont été des compagnons précieux tout au long de cette aventure, contribuant à façonner la vision et la compréhension présentées dans ce guide.

1. "Adolescence and Identity: A Cross-Cultural Approach"
   Auteur : Cai, H. (Ed.)
   Cette œuvre a fourni des perspectives cruciales sur l'identité adolescente dans différents contextes culturels, jetant une lumière particulière sur la richesse et la complexité de l'expérience des jeunes.

2. "Cultural Diversity and Mental Health: A Comprehensive Textbook"
   Auteur : Comas-Díaz, L., & Greene, B. (Eds.)
   Une ressource essentielle qui a aidé à comprendre les implications de la diversité culturelle sur la santé mentale, offrant des clés pour aborder les défis spécifiques aux adolescents africains.

3. "Parenting from the Inside Out: How a Deeper Self-Understanding Can Help You Raise Children Who Thrive"
   Auteurs : Siegel, D. J., & Hartzell, M.

Les enseignements de ce livre ont été intégrés pour souligner l'importance d'une compréhension profonde de soi en tant que parent, un élément central dans la navigation des tempêtes de l'adolescence.

4. "The African Unconscious: Roots of Ancient Mysticism and Modern Psychology"
   Auteur : Mbiti, J. S.
   Cette œuvre a apporté des éclairages précieux sur les fondements culturels africains, aidant à contextualiser les croyances et les pratiques familiales discutées dans le guide.

5. "Positive Discipline"
   Auteur : Nelsen, J.
   Les principes de discipline positive ont été intégrés dans ce guide pour offrir des approches éducatives constructives, promouvant le développement sain des adolescents.

6. "The Power of Story: Change Your Story, Change Your Destiny in Business and in Life"
   Auteur : Morgan, J. R.
   La puissance narrative a été explorée à la lumière des enseignements de ce livre, soulignant l'importance des récits familiaux dans la construction de l'identité adolescente.

Chacun de ces ouvrages a joué un rôle crucial dans l'élaboration des idées présentées dans "Naviguer les

Tempêtes". Ils reflètent la diversité des influences culturelles, psychologiques et éducatives qui ont façonné ce guide, offrant aux lecteurs une base solide pour explorer davantage les complexités de l'adolescence en Afrique.